# 哈尼族毒性药材图谱

**主 编**

袁 媛 付开聪 黄璐琦

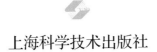

上海科学技术出版社

**图书在版编目（CIP）数据**

哈尼族毒性药材图谱 / 袁媛，付开聪，黄璐琦主编
. -- 上海 : 上海科学技术出版社，2023.12
　　ISBN 978-7-5478-6448-7

　　Ⅰ. ①哈… Ⅱ. ①袁… ②付… ③黄… Ⅲ. ①哈尼族
－民族医学－中药性味－药物毒性－图谱 Ⅳ.
①R285.1-64

　　中国国家版本馆CIP数据核字（2023）第239497号

**哈尼族毒性药材图谱**

主　编　袁　媛　付开聪　黄璐琦

上海世纪出版(集团)有限公司
上 海 科 学 技 术 出 版 社　出版、发行
（上海市闵行区号景路159弄A座9F-10F）
邮政编码201101　　www.sstp.cn
上海颛辉印刷厂有限公司印刷
开本 787×1092　1/16　印张 14.5
字数 300千字
2023年12月第1版　2023年12月第1次印刷
ISBN 978-7-5478-6448-7/R·2913
定价：168.00元

# 内容提要

民族医药是少数民族在与自然、疾病作斗争的历史进程中积累、形成并传承至今的医药经验、知识,与中(汉)医药、民间医药共同组成了我国的传统医药。在全社会重视与发展民族医药的大背景下,民族药将在国内乃至全世界更多地被人们所接受和使用,对民族药进行研究就显得尤为迫切。

本书收集、整理哈尼族毒性药材110种,内容包括药用植物名、科属、拉丁学名、别名、哈尼族名称、药用部位、功能主治、哈尼族用药经验、使用注意、易混淆中草药、物种鉴定DNA特征性片段DSS候选标记,每个品种均附有正品的基原植物、药材及混淆品基原植物的彩色照片。

本书旨在为哈尼族药物的本地使用和辨别提供指导,为发掘民族医药有效方药,做好继承与创新奠定基础,有助于发挥民族医药特色,振兴我国民族传统医药。

本书供民族药有关研究人员阅读,也可为药材种植人员及药企提供参考。

# 编委会

# 前　言

　　哈尼族是云南省成片区域性居住的民族之一,主要分布于云南省红河哈尼族彝族自治州、普洱市、玉溪市和西双版纳傣族自治州等地州市。其中,墨江县、宁洱县、江城县、镇沅县、红河县、元阳县、绿春县和元江县是哈尼族最大的聚居区。哈尼族主要生活于哀牢山区、无量山区及元江、藤条江、李仙江和澜沧江流域,即北纬21～26°、东经99～104°之间,是典型的热带亚热带雨林地区。此地区气候湿润,生物多样性丰富,具有"动植物王国"之美称,同时也是历史上的"瘴疠之区"。千百年来哈尼族人民长期生活在原生态的自然环境中,一方面历练了他们与生禽猛兽作斗争的本领,另一方面积累了与瘟疫疾病抗争的医药学知识,并掌握了用中草药防病治病的丰富的方法与经验。这些宝贵的知识和经验已成为我国传统医药文化遗产的重要组成部分,继承和发扬这部分"遗产",将为人类健康事业发挥重要作用。因此,近年来,哈尼族医药挖掘、整理和研究受到国内许多学者关注,尤其是在"哈尼族医药的特点""哈尼族特色医疗技法、用药特点",以及"药物的特有性""以植物药为主""用药的独特性""经验医药"等方面的探讨和研究,展现了哈尼族医药的深邃。

　　但是,随着科学技术的不断发展,人们对中药材的品种、药性、质量和毒性等方面的研究要求越来越精准。然而,哈尼族药用植物由于使用历史长、药用植物数量和品种较多、传承不够精准、药用植物的哈尼族名称与现代命名差异较大等原因,使现有的哈尼族药用植物真伪难辨,在哈尼族民间普遍存在着错用、混用和乱用的现象,使哈尼族医药的研究、开发和利用受到了较大的影响。因此,中国中医科学院与普洱市民族传统医药研究所联合开展了哈尼族药用植物使用现状、使用情况、易混易错品种、分类鉴别、加工方式、用药方法等方面的研究,为哈尼族医药的科研、教学、研究、开发和利用打下坚实的基础。

　　据不完全统计,哈尼族常见常用的药用植物有2 000多种,以云南省墨江县为主开展的哈尼族药用植物资源普查工作中,调查到哈尼族药用植物1 117种,其他地州市,如红河哈尼族彝族自治州何建疆(1999)编写的《中国哈尼族医药》一书收集药物387种,其中植物药349种;阿海等(1999)编写的《西双版纳哈尼族医药》一书收集药物200种,其中植物药192种;元江哈尼族彝族傣族自治县药检所(1985)编写的《元江哈尼族药》一书收录的药用植物100种,付开聪(2014)编写的《哈尼族药用植物》收集了300种药用植物。

本书在中草药毒性药材的基原调查及中草药公共安全鉴定数据库（2018FY100800）项目支持下，梳理哈尼族使用的中草药及相似相近、易混品种500多种，为更加有效、准确地使用哈尼族常用药用植物这一宝贵资源，开展哈尼族用药易混易错品种鉴别研究和使用方法研究，提供丰富资料。

本书图文并茂，内容详实丰富，选择110种哈尼族民间常见常用中草药，按首字笔画排序，按科属、拉丁学名、别名、哈尼族名称、药用部位、功能主治、哈尼族用药经验、使用注意、易混淆中草药、物种鉴定DSS候选标记等条目编写，并附哈尼族民间常用易混易错品种图片，图片均是编写人员深入实地调查拍摄所得。

本书所选品种，主要是在植物形态上易与其他相似品种混淆者，而且所选品种大多在药性上较峻烈，在临床应用时更宜清晰分辨，以保证用药安全。

本书在编写过程中得到中国科学院西双版纳热带植物园、普洱市民族传统医药研究所、墨江县哈尼族民族民间医药学会等单位及其专家、学者和老师们的大力支持和帮助，在此表示衷心感谢！

本书在编写过程中由于翻译、植物追溯、药物基原调查不全等原因，可能存在一些不足之处，望读者予以谅解，并予批评指正。

编者

2023年8月

# 目 录

# 二 画

## 1. 八角枫

【科属】八角枫科,八角枫属。

【拉丁学名】*Alangium chinense* (Lour.) Harms。

【别名】八角王、八角梧桐、八角将军、五角枫、
七角枫。

【哈尼族名称】卡桐、软藤妖。

【药用部位】枝叶、根。

【功能主治】祛风除湿,舒筋活络,散瘀止痛。
用于风湿关节痛、跌打损伤。现代医学研究表
明还可用于精神分裂症。

【哈尼族用药经验】微温,辛。归心、肝、肾经。
有毒。

（1）用于风湿关节痛:八角枫根60 g,白酒
1 000 mL浸泡1周,每日早晚各饮酒约30 mL。

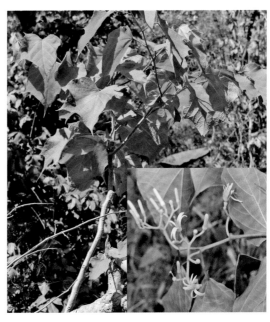

▲ 八角枫

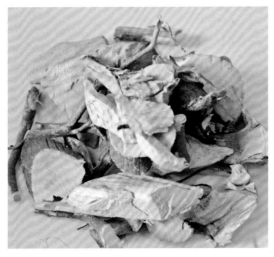

▲ 八角枫药材

（2）用于精神分裂症:散剂10 mg温水吞
服,每日3次。

【使用注意】按最小剂量用药。中毒时,轻者有
头昏、无力等症状,现代医学研究表明重者可因
呼吸抑制而致死。出现中毒反应时,应停止用
药,并催吐、人工呼吸和及时就医。

【易混淆中草药】该品种在植物形态上容易与
毳毛八角枫 *Alangium barbatum* (R. Br. ex C.B.
Clarke) Baill. ex Kuntze、野八角 *Illicium simonsii*
Maxim. 相混淆。

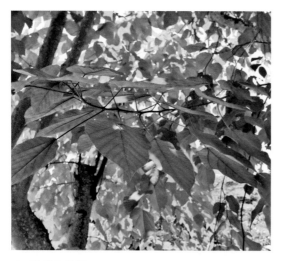

▲ 髯毛八角枫

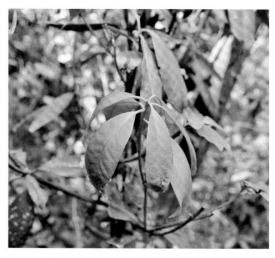

▲ 野八角

## 2. 九节

【科属】茜草科,九节属。

【拉丁学名】*Psychotria asiatica* Wall.。

【别名】九节木、青龙吐雾、牛屎乌、刀伤木、吹筒管。

【哈尼族名称】奥个各拿。

【药用部位】枝叶、根。

【功能主治】清热解毒,消肿拔毒,祛风除湿。

用于扁桃体炎、白喉、疮疡肿毒、风湿疼痛、跌打损伤、咽喉肿痛、胃痛、痢疾、痔疮等。现代医学研究表明还可用于感冒发热。

【哈尼族用药经验】温,微苦、涩。归心、肝经。有毒。水煎3～9g,内服。

【使用注意】小剂量用药。中毒时,出现口干舌燥等症状。中毒时应停止用药并多喝水。

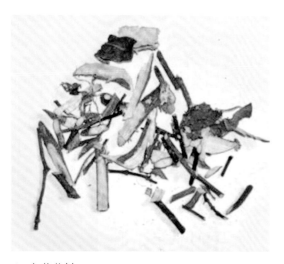

▲ 九节药材

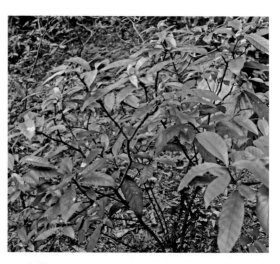

▲ 九节

【易混淆中草药】该品种在植物形态上容易与溪边九节 *Psychotria fluviatilis* Chun ex W. C. Chen、山矾叶九节 *Psychotria symplocifolia* Kurz、长柱山丹 *Duperrea pavettifolia* (Kurz) Pitard、滇南九节 *Psychotria henryi* Lévl. 相混淆。

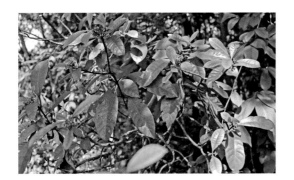

▲ 溪边九节

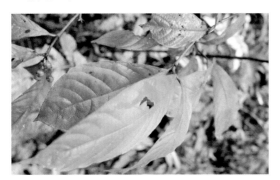

▲ 长柱山丹

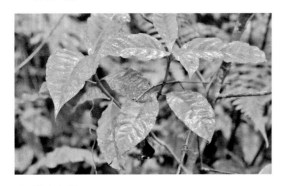

▲ 滇南九节

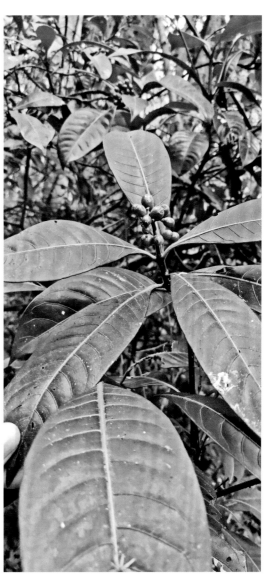

▲ 山矾叶九节

【物种鉴定DSS候选标记】

| DSS序列 | 起始位置 | GC含量 |
|---|---|---|
| CCGCGCATGGTGGATTCACAAGAACGACGGGAATTGAACC | 154672－154711 | 55 |
| AATTAAAATAAAAAAAAAAAAAGAGGTCTATTTTGTACTCT | 42034－42073 | 17.5 |

| DSS序列 | 起始位置 | GC含量 |
|---|---|---|
| AAAAAATTAATATTAAATTAATTAAAATAAAAAAAAAAAA | 42015−42054 | 0 |
| CCAAATAAGGCATATCTTGTCTAGGCAAAATTTTKGAAAT | 23842−23881 | 30 |
| GTGGATTCACAAGAACGACGGGAATTGAACCCGCGCATGG | 154681−154720 | 55 |
| GACGGGAATTGAACCCGCGCATGGTGGATTCACAAGAACG | 154658−154697 | 55 |
| ACCCGCGCATGGTGGATTCACAAGAACGACGGGAATTGAA | 154670−154709 | 52.5 |
| TATTAAATTAATTAAAATAAAAAAAAAAAAGAGGTCTATT | 42025−42064 | 10 |
| KGAAATAATACCCTTATTTCCGTGTCTTCCAGCTACTTTA | 23876−23915 | 35 |
| TTAAAATAAAAAAAAAAAAGAGGTCTATTTTGTACTCTAT | 42036−42075 | 17.5 |
| AGAACGACGGGAATTGAACCCGCGCATGGTGGATTCACAA | 154692−154731 | 52.5 |
| ATTAAAATAAAAAAAAAAAAGAGGTCTATTTTGTACTCTA | 42035−42074 | 17.5 |
| GCATATCTTGTCTAGGCAAAATTTTKGAAATAATACCCTT | 23851−23890 | 30 |
| AACGACGGGAATTGAACCCGCGCATGGTGGATTCACAAGA | 154655−154694 | 52.5 |
| AAATAAAAAAAAAAAAGAGGTCTATTTTGTACTCTATACT | 42039−42078 | 20 |
| AAAAATTAATATTAAATTAATTAAAATAAAAAAAAAAAAG | 42016−42055 | 2.5 |
| TCTTCCAAATAAGGCATATCTTGTCTAGGCAAAATTTTKG | 23838−23877 | 32.5 |
| TCACAAGAACGACGGGAATTGAACCCGCGCATGGTGGATT | 154687−154726 | 52.5 |
| AATTTTKGAAATAATACCCTTATTTCCGTGTCTTCCAGCT | 23870−23909 | 32.5 |

## 3. 土茯苓

【科属】百合科,菝葜属。

【拉丁学名】*Smilax glabra* Roxb.。

【别名】过山龙。

【哈尼族名称】考除除格。

【药用部位】枝叶、根。

【功能主治】解毒,除湿,利关节。用于梅毒、淋浊、筋骨挛痛、脚气、疔疮、痈肿、瘰疬,以及汞中毒所致的肢体拘挛、筋骨疼痛。

【哈尼族用药经验】平,甘、淡。归肝、胃、脾经。有小毒。

　　用于风湿骨痛、疮疡肿毒:土茯苓500 g,去皮,和猪肉炖烂,分数次连滓服。

【使用注意】按小剂量用药。中毒时容易引起便秘、皮肤瘙痒。发现中毒应立刻停止用药,症状严重时立即就医。

【易混淆中草药】该品种在植物形态上容易与抱茎菝葜 *Smilax ocreata* A. de Candolle、马甲菝葜 *Smilax lanceifolia* Roxburgh、粉背菝葜 *Smilax hypoglauca* Benth.、圆锥菝葜 *Smilax bracteata* C. Presl.、长托菝葜 *Smilax ferox* Wall.、大果菝葜 *Smilax macrocarpa* A. DC.、菝葜 *Smilax china* L.、锡兰菝葜 *Smilax zeylanica* L.、穿鞘菝葜 *Smilax perfoliata* Lour. 相混淆。

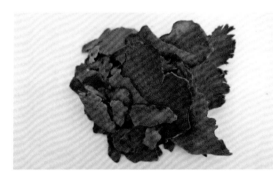

▲ 土茯苓药材

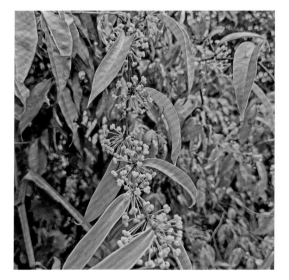

▲ 土茯苓

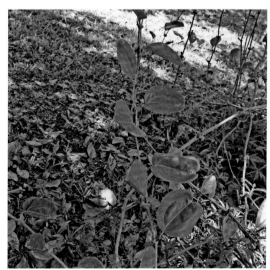

▲ 抱茎菝葜

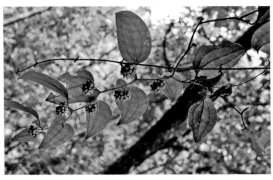

▲ 马甲菝葜

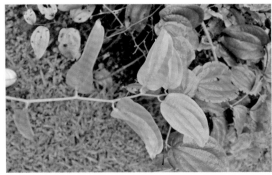

▲ 圆锥菝葜

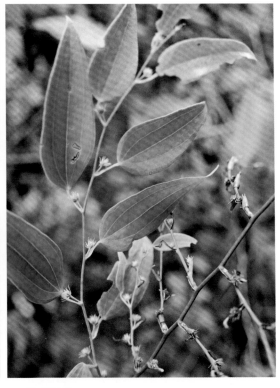

▲ 粉背菝葜

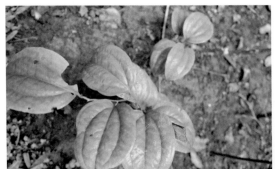

▲ 大果菝葜

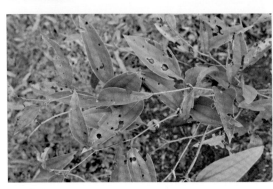

▲ 菝葜

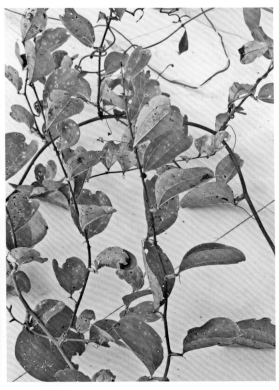

▲ 长托菝葜

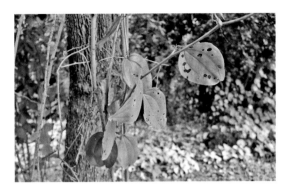

▲ 锡兰菝葜

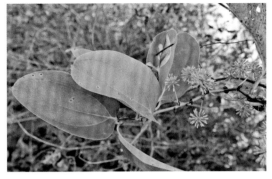

▲ 穿鞘菝葜

【物种鉴定DSS候选标记】

| DSS序列 | 起始位置 | GC含量 |
|---|---|---|
| ATAATTTAAAATTAATTTAAAATTTAATTTATATTATTTT | 59827－59866 | 0 |
| GAATTTTTTTTATATTTTGAAATCATCACCAAAAATATAT | 121428－121467 | 15 |
| TTTTATAATTTAAAATTAATTTAAAATTTAATTTATATTA | 59823－59862 | 0 |
| AATTAATTTAAAATTTAATTTATATTATTTTATATTATAT | 59836－59875 | 0 |
| GAAGATGAGTCCCCCTTGAAGCTAGAATCGCTTTTCCCTG | 2254－2293 | 50 |
| TTTTATTCGAAGAGTAGTTAGAATTTTTTTTATATTTTGA | 121408－121447 | 17.5 |
| ATCTATTTTATTTATCCCTAGACATATATGATATGTCATG | 115032－115071 | 25 |
| TAAAAATTTAATGAATTTAAAATTTAATGAATTAAATAAA | 4606－4645 | 5 |
| AAAAAATAGTATAATATAAATAAATAATATAAATAAATAG | 50473－50512 | 5 |
| ATATATATAATTATATATATATATAGCCTATAGCCGGTAC | 5908－5947 | 22.5 |
| TTTTTATATAATTTTTATAATTTAAAATTAATTTAAAATT | 59755－59794 | 0 |
| TATATATATATAAACTGTATTACTATAGTATTACTATATT | 50519－50558 | 12.5 |
| ATATAATTTTTATAATTTAAAATTAATTTAAAATTTAATT | 59760－59799 | 0 |
| TTTATTCGAAGAGTAGTTAGAATTTTTTTTATATTTTGAA | 121409－121448 | 17.5 |
| TAAAAATTATTATCTATTTTATTTATCCCTAGACATATAT | 115021－115060 | 15 |
| TATTAAAAATTATTATCTATTTTATTTATCCCTAGACATA | 115018－115057 | 15 |
| ATATATATAAACTGTATTACTATAGTATTACTATATTAGT | 50522－50561 | 15 |
| CATTTTGATTTTATTCGAAGAGTAGTTAGAATTTTTTTTA | 121400－121439 | 20 |
| TATATATATATATAAACTGTATTACTATAGTATTACTATA | 50517－50556 | 12.5 |

# 4. 大叶钩藤

【科属】茜草科,钩藤属。

【拉丁学名】*Uncaria macrophylla* Wall.。

【别名】大钩丁、双钩藤。

【哈尼族名称】贡莪莪然、哦锅锅乎。

【药用部位】带钩茎枝、根。

【功能主治】清火解毒,消肿止痛,祛风,通气血。用于小儿惊风、夜啼、热盛动风、子痫、肝阳眩晕、肝火头胀痛。

【哈尼族用药经验】凉,苦、微涩。归心、肝经。

有小毒。取藤茎10～25 g,煎汤,内服。

【使用注意】小剂量用药,不宜久煎。长期大量服用易引起肾炎或肾小管坏死。发现中毒时,减少服用量。

【易混淆中草药】该品种在植物形态上容易与白钩藤 *Uncaria sessilifructus* Roxb.、倒挂金钩 *Uncaria lancifolia* Hutchina、云南钩藤 *Uncaria yunnanensis* K. C. Hsia相混淆。

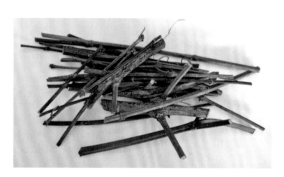

▲ 大叶钩藤药材

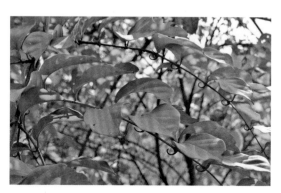

▲ 白钩藤

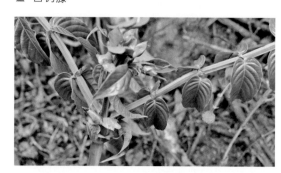

▲ 倒挂金钩

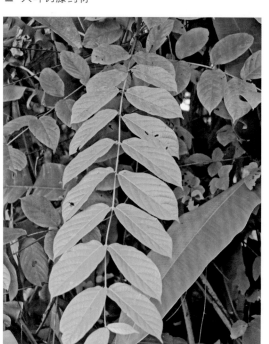

▲ 大叶钩藤

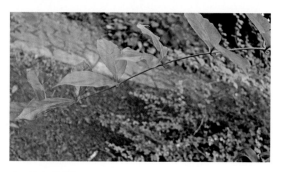

▲ 云南钩藤

# 5. 大叶藤黄

【科属】藤黄科,藤黄属。

【拉丁学名】*Garcinia xanthochymus* Hook. f. ex T. Anders.。

【别名】人面果、岭南倒捻子、香港倒捻子、歪脖子果、郭满大。

【哈尼族名称】傲自阿叉叉社。

【药用部位】枝叶。

【功能主治】清热解毒,驱虫。用于湿疹,痈疮溃烂,烫火伤,蚂蟥入鼻。现代医学研究表明还用于口腔炎、牙周炎。

【哈尼族用药经验】凉,苦、涩。有毒。外用,取枝叶适量,煎水洗;或含漱;或鲜品绞汁滴鼻。

【使用注意】小剂量用药。中毒时常有腹泻、腹痛等症状。发现中毒时及时停止用药。

【易混淆中草药】该品种在植物形态上容易与云树 *Garcinia cowa* Roxb.、怒江藤黄 *Garcinia nujiangensis* C. Y . Wu et Y. H. Li 相混淆。

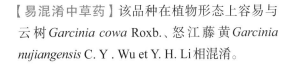

▲ 云树

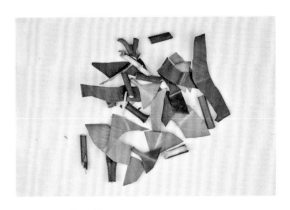

▲ 大叶藤黄药材

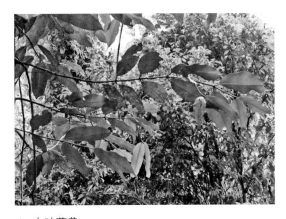

▲ 大叶藤黄

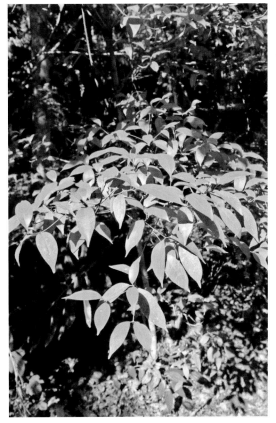

▲ 怒江藤黄

# 6. 大果油麻藤

【科属】豆科,油麻藤属。

【拉丁学名】*Mucuna macrocarpa* Wall.。

【别名】牛马藤、常绿油麻藤、大血藤、黑血藤、海凉蕈、青山笼、血藤。

【哈尼族名称】腊批扎尼、阿母起得。

【药用部位】果实、枝叶。

【功能主治】行血补血,通经活络。用于关节风湿痛、跌打损伤、血虚、月经不调及闭经。

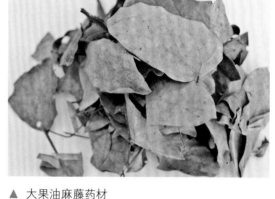

▲ 大果油麻藤药材

【哈尼族用药经验】温,苦。有小毒。取 2～10 g,水煎,内服。

【使用注意】小剂量用药。中毒时出现皮肤瘙痒、腹泻等症状。发现中毒时应即刻停止用药、催吐。

【易混淆中草药】该品种在植物形态上容易与刺毛黧豆 *Mucuna pruriens* (L.) DC. 相混淆。

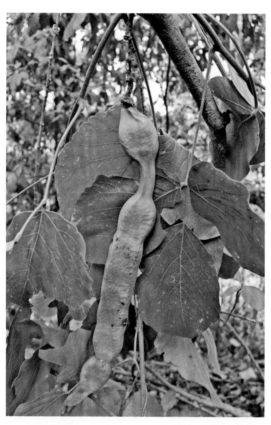

▲ 大果油麻藤

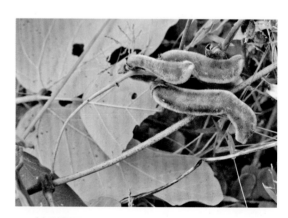

▲ 刺毛黧豆

【物种鉴定DSS候选标记】

| DSS序列 | 起始位置 | GC含量 |
|---|---|---|
| GTAGGAATGGGAGTTACACGGTCCCTTATTTTCCATTTCT | 33214－33253 | 42.5 |
| TTTCTTTTTCTTTTATTATTATATATTATAATATAGGATT | 83502－83541 | 10 |

续　表

| DSS序列 | 起始位置 | GC含量 |
|---|---|---|
| TTTTAGCTAGTGTAATAAAGATACCTATTATCGTTACAAA | 120162－120201 | 25 |
| ATAAAAAAACCAAAGTATCCTTTTTTTCGGATCAAGATAA | 29937－29976 | 25 |
| GTAAAATAAATATTTTATGTATAGAGTCGGGATAATTAAT | 113239－113278 | 20 |
| TCGAAATATATTTCTTTATATTCAGAAAATGCAATAAATA | 114011－114050 | 17.5 |
| AATTTTTTAACATAAAAAAGGTTTTCATTGACTTGAAATT | 127416－127455 | 17.5 |
| GTCGCACACTAAGCATAGCAATACTACCAATATCAAATGA | 84365－84404 | 37.5 |
| TTTTCTTCCTCCCCTTCTCCAACTAAAAATGGAATTCTAT | 34239－34278 | 35 |
| CATGTCAACTAAATAAAAAAAAAAGACGAAAAATCAAAAT | 13481－13520 | 20 |
| GAATATTATGGAAATATTAACATTTTTTTTTAGAGAGTAG | 13084－13123 | 20 |
| ATATATATATAAATATATATATATTTTTATACACCAGATG | 117734－117773 | 12.5 |
| AAAAACGTTCACTTATCCAATTTAAATTTCAAGTTTTTTT | 62782－62821 | 20 |
| TTGATTTGAACCTATCCAGTTCAAAATCTTTTTATTCTTA | 56404－56443 | 25 |
| CTATACCCGCTACAATACAATTATTATAATATGAATTCAC | 54524－54563 | 27.5 |
| CACAAATTTACAGATTCTGTTACGTTGGCTATATGTTGTT | 79784－79823 | 32.5 |
| TGTGCGAGCACCTTCTAATGGAAAAATAAAATTCAATGAG | 42936－42975 | 35 |
| GTCTTGCTTTTTCGAATTCTATTCCAATTTCACTCCTACA | 49666－49705 | 35 |
| ATGAAAATTAATAATTAACAAATTAACTAATAATTTTAGA | 53682－53721 | 10 |

# 7. 大猪屎豆

【科属】豆科，猪屎豆属。

【拉丁学名】*Crotalaria assamica* Benth.。

【别名】白猪屎豆、野苦豆、大眼兰、野黄豆草、猪屎青、野花生、大马铃、响铃草。

【哈尼族名称】阿木过多。

【药用部位】全草。

【功能主治】消炎止痛，祛风除湿。现代医学研究表明可用于鳞状上皮癌和基底细胞癌。

【哈尼族用药经验】平，苦、辛。有毒。内服：煎汤，6～12 g。外用：适量，捣敷。

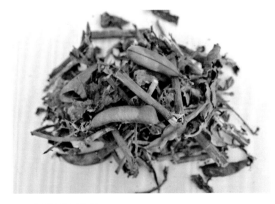

▲ 大猪屎豆药材

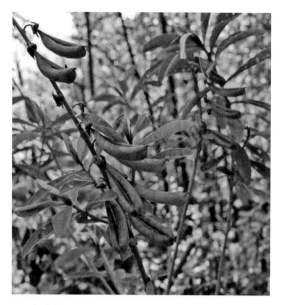

▲ 大猪屎豆

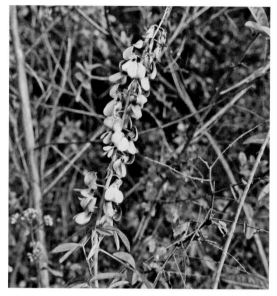

▲ 光萼猪屎豆

【使用注意】小剂量用药。孕妇忌服,肝功能异常者忌用。中毒时出现头晕、头痛、恶心、呕吐、食欲不振等症状,现代医学研究表明严重者会因肝腹水和昏迷而死亡。出现中毒症状时即刻停止用药,喝水促进药物排泄,症状严重时及时就医。

【易混淆中草药】该品种在植物形态上容易与野百合 *Crotalaria sessiliflora* L.、光萼猪屎豆 *Crotalaria trichotoma* Bojer、大托叶猪屎豆 *Crotalaria spectabilis* Roth.、线叶猪屎豆 *Crotalaria linifolia* L. f.、假地蓝 *Crotalaria ferruginea* Grah. ex Benth. 相混淆。

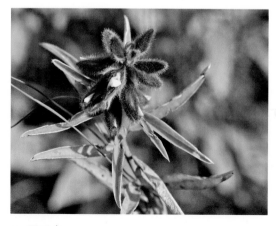

▲ 野百合

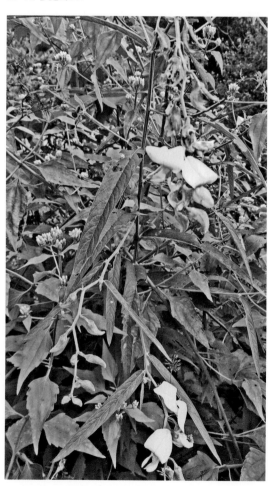

▲ 大托叶猪屎豆

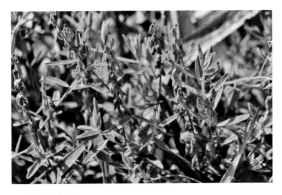

▲ 线叶猪屎豆

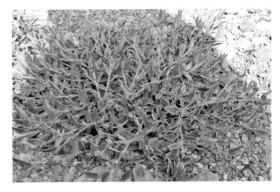

▲ 假地蓝

【物种鉴定DSS候选标记】

| DSS序列 | 起始位置 | GC含量 |
| --- | --- | --- |
| CTAAAAAATGAATGAATATAGATTTTTTAGTGTCTTTCTT | 83591－83630 | 20 |
| CCAAGATAATAAAAAAAAAAACGACAGAGAAAGAGAATAG | 54014－54053 | 27.5 |
| GTGCCTTTTTATAGTAAATAAACGAGATAAAATATTTATA | 57066－57105 | 20 |
| CTTTTGTATAAAATACAATTAAATTAAAATACAATTAAAT | 12062－12101 | 10 |
| ACCGGACAGATCATTCCTTTTTCGGCTACCCCAAGTATGG | 26666－26705 | 50 |
| AATTGTAAAAATTCTTCGTTTAATTGTAAAAATTCTTCGT | 112170－112209 | 20 |
| AACAAAGAGTTGAACAATGAAAATAGATAGCGAGTGCCTG | 129594－129633 | 37.5 |
| AAACCGCCCTAAAAAAACCAACGAGTCGCACACTAAGCAT | 82564－82603 | 45 |
| TCACAGGAGGGACTGTAACGAATCCGGGTATTTGGAGTTA | 72304－72343 | 47.5 |
| TACTCTATACTAGTATTGGTAATATTAATATTAATTCATT | 10536－10575 | 17.5 |
| AAATCTCCAAGATAATAAAAAAAAAAAACGACAGAGAAAGA | 54008－54047 | 25 |
| TTTTTTATTAATGGGAGTTCTAGGTATCGGTTTATATAGT | 121900－121939 | 27.5 |
| AGAAAAAGAACAAACCCATCCAATTTTTAACAAAAAGTTA | 64392－64431 | 25 |
| GTTTGGACTCTCTAAGAATCTGTCGATATTTCCGATTAAA | 40869－40908 | 35 |
| CGGTAGCAACGGGGCTAATTTACATATATATGTAGTTCAT | 22580－22619 | 37.5 |
| AATGTGTCTTTCTTTGTTCCAACCACCGCACGCACAAGCC | 76359－76398 | 50 |
| GATCTAGTTTGGTTAAAAAACTCGAAGTAGCAAAACCTTG | 123683－123722 | 35 |
| TTGAACTATTCCGAATATATGGATTTGTGTTAAAGATTTA | 77569－77608 | 25 |
| AACATTAAACTAATAAATAAAATAAATAAGAATAAAATAA | 124315－124354 | 7.5 |

# 8. 大蝎子草

【科属】荨麻科,蝎子草属。

【拉丁学名】*Girardinia diversifolia* (Link) Friis。

【别名】大荨麻、虎掌荨麻、掌叶蝎子草、曼陀罗花、羊惊花、风茄花。

【哈尼族名称】尼浩丕来、爬得的猫。

【药用部位】全草。

【功能主治】宣肺止咳,祛风除湿,散瘀止痛。用于咳嗽痰多、风湿痹痛、跌打疼痛、头痛、皮肤瘙痒、水肿疮毒、蛇咬伤。

【哈尼族用药经验】凉、苦、辛。归肾、肺经。有小毒。内服:煎汤,9～15 g;或捣汁饮。外用:适量,煎水熏洗。

【使用注意】避免与皮肤直接接触。皮肤接触后刺痛难忍。

【易混淆中草药】该品种在植物形态上容易与蝎子草 *Girardinia suborbiculata* C. J. Chen、小果荨麻 *Urtica atrichocaulis* (Hand.-Mazz.) C. J. Chen 相混淆。

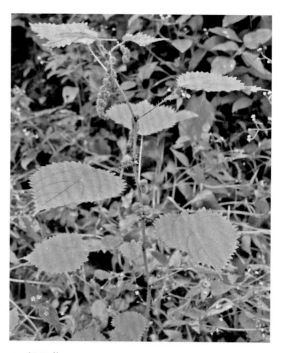

▲ 蝎子草

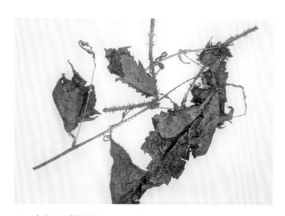

▲ 大蝎子草药材

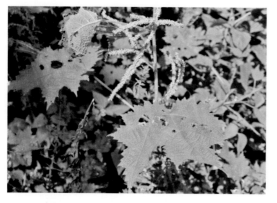

▲ 大蝎子草

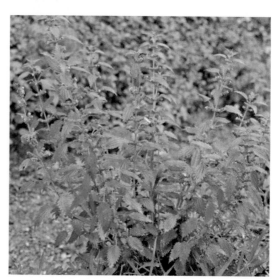

▲ 小果荨麻

【物种鉴定DSS候选标记】

| DSS序列 | 起始位置 | GC含量 |
|---|---|---|
| ATATAATTAAAAAAAAAATATATATATTTTTTTTTATTTTT | 30427－30466 | 0 |
| GCAACCATGACATAATAAAGAAATAAGTTTTTTCACGAGG | 22395－22434 | 32.5 |
| ACCTTTCAATTTCTTTTTCATTCTTTTTTATACTTTCTTT | 29362－29401 | 20 |
| TGACATAATAAAGAAATAAGTTTTTTCACGAGGTATAATA | 22402－22441 | 22.5 |
| AAAAACAAACACCTTTCAATTTCTTTTTCATTCTTTTTTA | 29352－29391 | 20 |
| AAAAGAAAAAATGTCGAATTTTTTTTTTTTTCAAAAAAAA | 53765－53804 | 12.5 |
| TTCCGTCTAAATCGATATTATATAATTAAAAAAAAATATA | 30408－30447 | 15 |
| CTGCAACCATGACATAATAAAGAAATAAGTTTTTTCACGA | 22393－22432 | 30 |
| CTTTCAATTTCTTTTTCATTCTTTTTTATACTTTCTTTTC | 29364－29403 | 20 |
| TAAAAAAAAATATATATATTTTTTTTTTATTTTTTTCTCTA | 30434－30473 | 5 |
| GAAAAAATGTCGAATTTTTTTTTTTTCAAAAAAAAAAAT | 53769－53808 | 12.5 |
| CAAAAACAAACACCTTTCAATTTCTTTTTCATTCTTTTTT | 29351－29390 | 22.5 |
| TGAAATTTCGTCCAAGTAAAAAATTCAAACAATTAAAATA | 3927－3966 | 20 |
| AACAGATACTAGTCAAGAACAGATATTCTGAAATGAAGTA | 63163－63202 | 30 |
| TCATAAAAAAAGAAAAAATGTCGAATTTTTTTTTTTTCA | 53758－53797 | 15 |
| TTTTTTTTTTTTCAAAAAAAAAAATTATTGAAATCCATAA | 53784－53823 | 10 |
| ATAATAAAGAAATAAGTTTTTTCACGAGGTATAATAAAAA | 22406－22445 | 17.5 |
| AAAATGTCGAATTTTTTTTTTTTCAAAAAAAAAAATTATT | 53773－53812 | 10 |
| AAGAAAAAATGTCGAATTTTTTTTTTTTTCAAAAAAAAA | 53767－53806 | 12.5 |

# 9. 小驳骨

【科属】爵床科, 爵床属。

【拉丁学名】*Justicia gendarussa* N. L. Burman。

【别名】驳骨丹、接骨草、小还魂、小叶金不换。

【哈尼族名称】傲母那起、傲被去去。

【药用部位】全草。

【功能主治】祛瘀止痛, 续筋接骨。用于风湿痹痛、产后腹痛、跌打肿痛、骨折。现代医学研究表明还可用于月经不调。

【哈尼族用药经验】温, 辛。归肝、肾经。有小

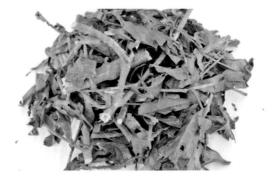

▲ 小驳骨药材

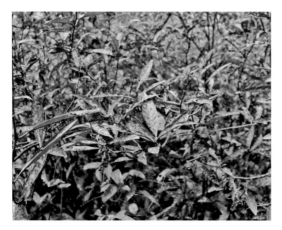

▲ 小驳骨

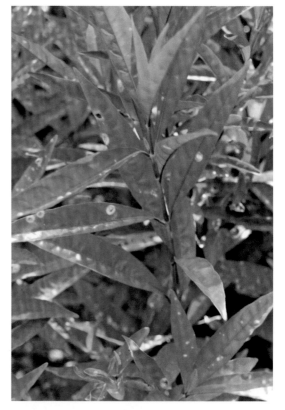

毒。内服：煎汤，15～25 g；或研末；或泡酒。外用：适量，鲜品捣敷；或研末调敷；或煎汤熏洗。

【使用注意】小剂量用药。孕妇慎用。中毒时出现腹泻。发现中毒时，应及时停止用药、催吐。

【易混淆中草药】该品种在植物形态上容易与黑叶小驳骨 *Justicia ventricosa* Wallich ex Hooker、鸭嘴花 *Justicia adhatoda* L.、绿苞爵床 *Justicia betonica* L.相混淆。

▲ 黑叶小驳骨

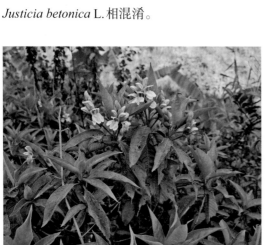

▲ 鸭嘴花

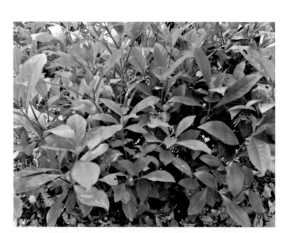

▲ 绿苞爵床

【物种鉴定DSS候选标记】

| DSS序列 | 起始位置 | GC含量 |
| --- | --- | --- |
| GGATTGACATCATTTCAGTTTCAATAATTCGAATTTCAAG | 6136－6175 | 30 |
| GTTATAGTTAGAAAGTGGGACAGTAAATTTTAATTTTAAT | 30697－30736 | 22.5 |

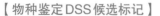

续　表

| DSS序列 | 起始位置 | GC含量 |
|---|---|---|
| CGATACAGTAACGGTATTTAATTATGAGAGTTAGCTGGGG | 67523－67562 | 40 |
| GCGAAAACAGCATTTTTATCTTTTTTTTTTTGAATTTCA | 67594－67633 | 22.5 |
| AGTGATATTTTTTGTCTCTCTCTTTATCTTTGGATTTCTA | 7568－7607 | 27.5 |
| CTAGTTAGAAACCAAATTCGAAACCTAAACAAACAATAAA | 29362－29401 | 27.5 |
| GTTTCAGTCTTTCTTCTTCCTGAAAAAAAACCATTCGTAC | 4903－4942 | 35 |
| GAATACAAATTCTTGTTGAGCGCCAAAAAAGGGTTTTTGT | 3058－3097 | 35 |
| TCCTTCAAGTATACAAAATGGAATTGGAAAAATAGCAGGA | 46003－46042 | 32.5 |
| AAAGTGGTTACTACCTGAGCTACAGAAGATGCTTTTTGCC | 10547－10586 | 42.5 |
| ACTATTCCGAATAAATCCCGAAACTCAAAACTCCCTGTTA | 108976－109015 | 37.5 |
| ACTGTCATGTGGCCCACGTATGTGGTTGTTTGCTTTCATA | 120052－120091 | 45 |
| ATAATAGAATCGATTTTTTCCTGTTTTCTTCCTTTCCTTT | 63490－63529 | 27.5 |
| TCTTCTTTTTTTTATTCAATTTAACTAATAATTTCGAATT | 31273－31312 | 15 |
| GAAAAATCGAAAAAAGGGCTTGGAGGCGCGAATTCAAATT | 7955－7994 | 40 |
| AATGCAAAGAAGAAGCATCTTTTGACCAATAGCGAAGAGT | 2807－2846 | 37.5 |
| AACCTTTACCTTTCTCTTTTTTAGACTTTTTAGCATAAGC | 82076－82115 | 30 |
| ATTCAACATCGTATGAATCGTTTTTTGATTTTGATTATTT | 17260－17299 | 22.5 |
| TTCTTTTTTGGGGGGGGTCGTCCTGGATGAAAAAAATATA | 35249－35288 | 40 |

## 10. 山鸡椒

【科属】樟科，木姜子属。

【拉丁学名】*Litsea cubeba* (Lour.) Pers.。

【别名】山苍子、山鸡椒、山香椒、山香根、豆豉姜、木姜子、荜澄茄。

【哈尼族名称】许必。

【药用部位】根、枝叶、果实。

【功能主治】温中散寒，行气止痛。根：用于胃寒呕逆、脘腹冷痛、寒疝腹痛、寒湿瘀滞、小便浑浊。叶：外用治痈疖肿痛、虫蛇咬伤，预防蚊虫叮咬；现代医学研究表明还可用于乳腺炎。果实：用于感冒头痛、消化不良、胃痛。

【哈尼族用药经验】温，辛。归脾、胃、肾、膀胱经。有小毒。内服：煎服，3～6 g。

【使用注意】小剂量用药。干燥综合征、结核病、糖尿病患者忌用。中毒时常出现头晕、恶心等症状。发现中毒时即刻停止用药。

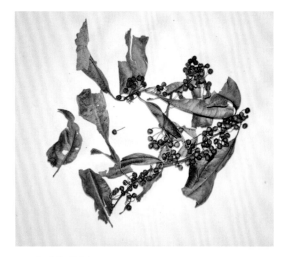

▲ 山鸡椒药材

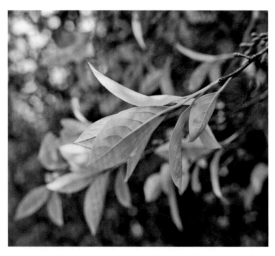

▲ 绢毛木姜子

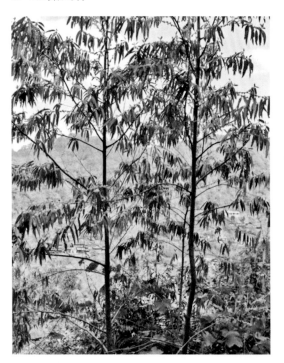

▲ 山鸡椒

【易混淆中草药】该品种在植物形态上容易与绢毛木姜子 *Litsea sericea* (Nees) Hook. f.、假柿木姜子 *Litsea monopetala* (Roxb.) Pers.、黑木姜子 *Litsea salicifolia* (Roxb. ex Wall.) Hook. f.、滇南木姜子 *Litsea martabanica* (Kurz) J. D. Hooker、潺槁木姜子 *Litsea glutinosa* (Lour.) C. B. Rob. 相混淆。

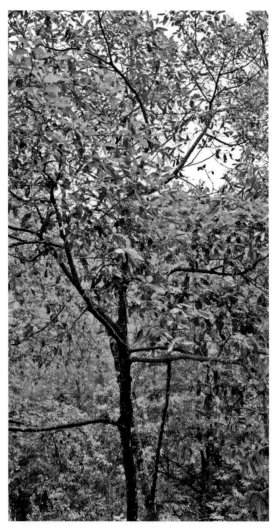

▲ 假柿木姜子

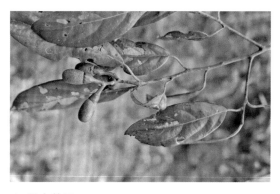

▲ 黑木姜子

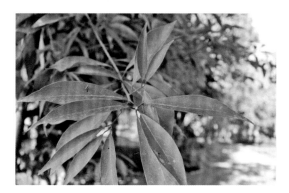

▲ 滇南木姜子

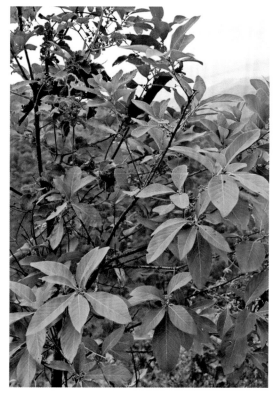

▲ 潺槁木姜子

# 11. 千斤拔

【科属】豆科,千斤拔属。

【拉丁学名】*Flemingia prostrata* C. Y. Wu.。

【别名】蔓性千斤拔、一条根、钻地风。

【哈尼族名称】阿逼去耳子、铁木拔。

【药用部位】枝叶、根。

【功能主治】祛风湿,强腰膝。用于风湿性关节炎、腰腿痛、腰肌劳损、白带、跌打损伤。

【哈尼族用药经验】平,甘、微涩。归肝、肾经。有毒。

　　用于治跌打损伤:千斤拔根35～50 g,酒、水各半煎服。外用:适量,磨汁涂,或研末调敷。

【使用注意】小剂量用药。中毒时出现尿痛,现代医学研究表明大剂量用药时对肾脏有损伤。

发现中毒时,应即刻停止用药,多饮水促进药物排泄,严重时及时就医,对症治疗。

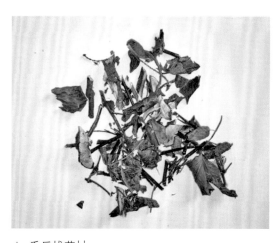

▲ 千斤拔药材

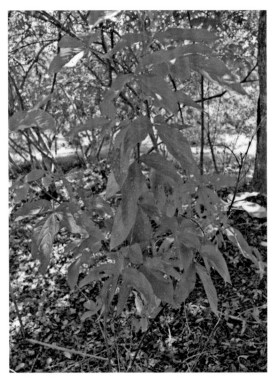

▲ 千斤拔

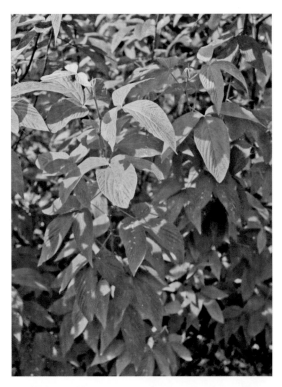

▲ 锥序千斤拔

【易混淆中草药】该品种在植物形态上容易与腺毛千斤拔 *Flemingia glutinosa* (Prain) Y. T. Wei & S. K. Lee、锥序千斤拔 *Flemingia paniculata* Wall. ex Benth.、绒毛千斤拔 *Flemingia grahamiana* Wight et Arn.、大叶千斤拔 *Flemingia macrophylla* (Willd.) Prain、球穗千斤拔 *Flemingia strobilifera* (L.) R. Br. 相混淆。

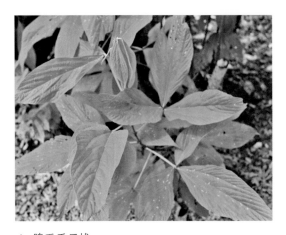

▲ 腺毛千斤拔

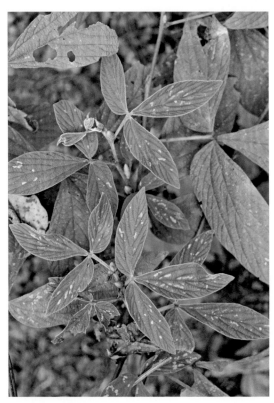

▲ 绒毛千斤拔

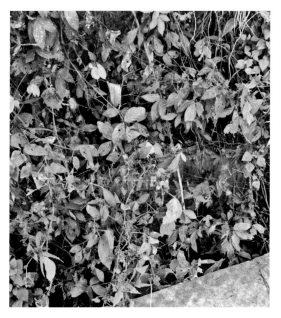

▲ 大叶千斤拔

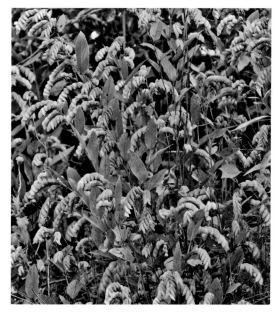

▲ 球穗千斤拔

## 12. 马利筋

【科属】萝藦科,马利筋属。

【拉丁学名】*Asclepias curassavica* L.。

【别名】金凤花、尖尾凤、莲生桂子花、芳草花。

【哈尼族名称】阿耶提耶。

【药用部位】全草。

【功能主治】清热解毒,活血止血,消肿止痛。

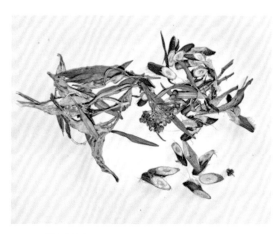

▲ 马利筋药材

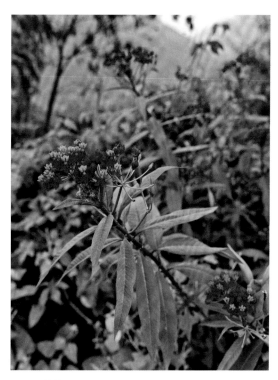

▲ 马利筋

用于崩漏带下、创伤出血、咽喉肿痛、热淋、崩漏、带下、痈疮肿毒、湿疹、顽癣、骨蒸、四肢浮肿、淋痛、月经不调、骨折、恶疮、止血等。现代医学研究表明还可用于肺热咳嗽、扁桃体炎、尿路炎症、膀胱炎。

【哈尼族用药经验】寒，苦。归肺、膀胱经。有毒。内服：水煎 3～9 g。外用：捣碎外敷。

【使用注意】小剂量用药。中毒时先出现呕吐、恶心、头晕、头痛等症状，然后出现谵语、烦躁、腹泻、腹痛等症状。发现中毒时即刻停止用药、催吐或洗胃，严重时及时就医。

【易混淆中草药】该品种在植物形态上容易与钝钉头果 *Gomphocarpus physocarpus* E. Mey. 相混淆。

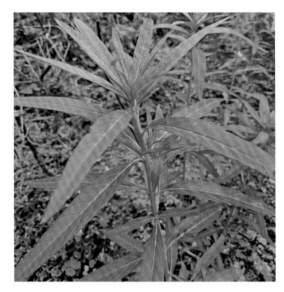

▲ 钝钉头果

# 四 画

## 13. 云南哥纳香

【科属】番荔枝科,哥纳香属。

【拉丁学名】*Goniothalamus yunnanensis* W. T. Wang。

【哈尼族名称】云南奥哥香。

【药用部位】枝叶。

【功能主治】抗疟,清热。

【哈尼族用药经验】有小毒。水煎3～9 g内服。

【使用注意】小剂量用药。中毒时出现皮肤瘙痒、腹泻。发现中毒时应即刻停止用药。

【易混淆中草药】该品种在植物形态上容易与长叶哥纳香 *Goniothalamus gardneri* Hook. f. et Thoms.、大花哥纳香 *Goniothalamus griffithii* Hook. f. et Thoms.相混淆。

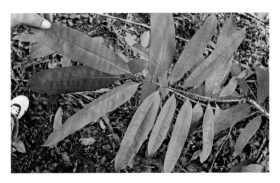

▲ 长叶哥纳香

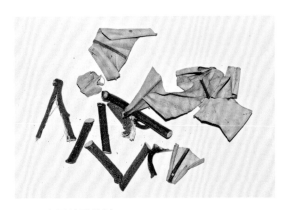

▲ 云南哥纳香药材

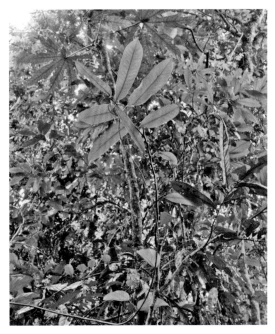

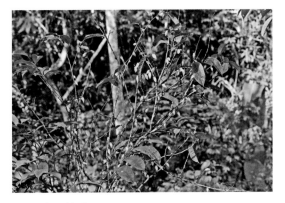

▲ 云南哥纳香

▲ 大花哥纳香

# 14. 木荷

【科属】山茶科,木荷属。

【拉丁学名】*Schima superba* Gardn. et Champ.。

【别名】荷木、木艾树、何树、柯树、木和、回树、木荷柴。

【哈尼族名称】大洒。

【药用部位】叶。

【功能主治】攻毒,消肿。用于疔疮、无名肿毒。

【哈尼族用药经验】温,辛。归脾经。有大毒。外用:适量,鲜品捣敷或研末调敷。内服:嫩叶1 g,直接嚼服,可治疗腹部绞痛。

【使用注意】小剂量用药。皮肤过敏者慎用。接触其茎皮后可产生红肿、发痒。

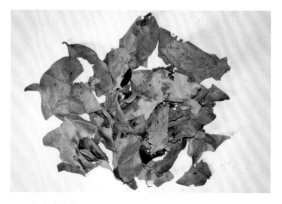

▲ 木荷药材

【易混淆中草药】该品种在植物形态上容易与红木荷(西南木荷)*Schima wallichii* Choisy 和银木荷 *Schima argentea* Pritz. ex Diels 相混淆。

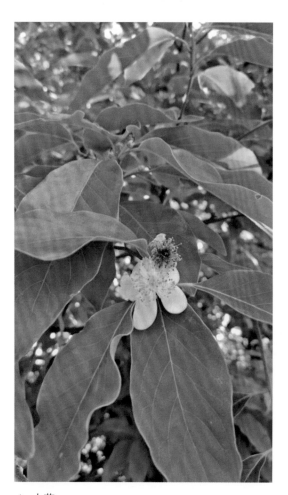

▲ 木荷

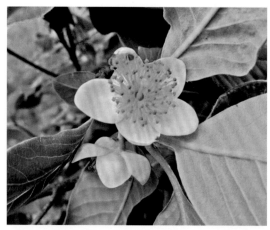

▲ 红木荷

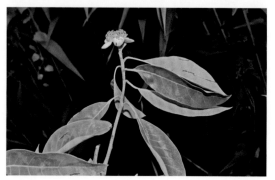

▲ 银木荷

# 15. 木薯

【科属】大戟科，木薯属。

【拉丁学名】*Manihot esculenta* Crantz。

【别名】树葛。

【哈尼族名称】傲自没。

【药用部位】根、叶。

【功能主治】消肿解毒，杀虫疗癣。用于发热、头痛、风湿和痔疮等。现代医学研究表明还可用于癣虫、肿瘤、结膜炎、溃疡和脓肿等病证。

【哈尼族用药经验】寒，苦。归心经。有毒。内服：煎汤，3～6 g。外用：适量捣烂敷患处；或研末调涂。

【使用注意】小剂量用药。幼儿及老弱孕妇不宜用。中毒时常出现恶心、呕吐、腹痛、头痛、头晕、心悸、脉快、无力、嗜睡等症状。发现中毒时应及时就医，进行催吐、洗胃、导泻等；静脉输液、利尿。轻症患者开始可不必用亚硝酸戊酯吸入，重症患者首选亚硝酸戊酯、亚硝酸钠、硫代硫酸钠，但须注意后两种药不可同时注射。

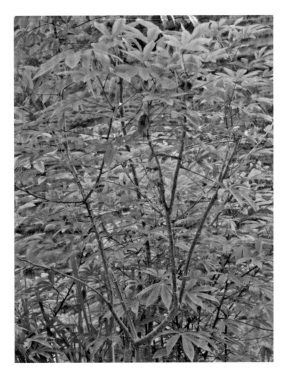

▲ 木薯

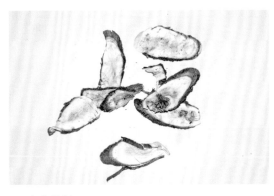

▲ 木薯药材

【物种鉴定DSS候选标记】

| DSS序列 | 起始位置 | GC含量 |
| --- | --- | --- |
| TTGATTAGATACTAAGCATAAAATAAGTAAGCGGAAAAGC | 67081－67120 | 30 |
| TGAAAACTCAATAAGGTTGATCTTTTGGGCCCGCTTCAAG | 127456－127495 | 42.5 |
| AATTCCTCCTGGGGGGATGAATCAAGATCATTTTGAATCA | 48129－48168 | 40 |
| GTAAGAGGATCATATGAGGGAGCTCCCCCCCCCCCCCCCC | 63187－63226 | 67.5 |
| AAAGACAGGATTAAGTGAGGCTGTTCAAACAGGCACAGGT | 61464－61503 | 45 |
| GGAAAAATACTTCGAAGATGCACCCGTTCCCATGCAATAG | 26270－26309 | 45 |
| TACGAGTAAAACTGTTCCGAACCATCATAATATTCAAATT | 130854－130893 | 30 |
| CTCGTTATTGTTCAGTGATCCCTCGTTATTGTTATTGTTC | 70956－70995 | 37.5 |

| DSS序列 | 起始位置 | GC含量 |
|---|---|---|
| AATATATTTTTTGTATATATTTTTGATAGATACATATTTA | 59619−59658 | 10 |
| GGGCGGAAAAAAGGGGGGGGGGGGGGGGAGCTCTCCGTTCCTG | 109690−109729 | 70 |
| AAAAGGGGTAAAGTAACCTTGTGTTGATTTTTTTCTATTT | 83130−83169 | 27.5 |
| CTTCAATACTATTCTTAGTTTCTATTTTTTTCTCGGTTTA | 67266−67305 | 25 |
| TTCCACACCGGATATATCATATAACCCCCTTAGTGTTAGT | 16108−16147 | 40 |
| GGATTGATTTTCTATTACGATAAATTGCCGAAACAATAGC | 124016−124055 | 32.5 |
| ATTGGATCGTTCTTCATTCAATTATATGGATTAGATCGGT | 27862−27901 | 32.5 |
| TAACATTGAATATTTAATTTTATCTTTCCTATAAAATCTT | 154−193 | 15 |
| AAGTAATTGTAGGAATTAAATCTTAATATAATTCGAAAAA | 13873−13912 | 17.5 |
| TAAGGCTTTACGTCTGTCTGGTGGAGATCATATTCACGCT | 59007−59046 | 45 |
| GTATAAATTCAGGAACTATGGTCCTAGTTGAGGCGAAGAG | 21676−21715 | 42.5 |

## 16. 五月茶

【科属】大戟科，五月茶属。

【拉丁学名】*Antidesma acidum* Retz.。

【别名】五味叶、酸味树。

【哈尼族名称】阿冒老扣。

【药用部位】枝叶、根。

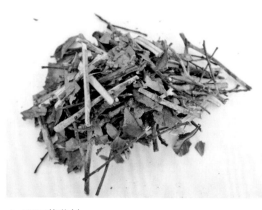

▲ 五月茶药材

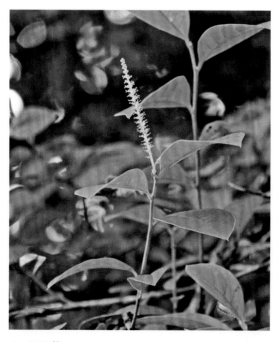

▲ 五月茶

【功能主治】收敛,止泻,止咳,生津,行气活血。用于津液缺乏、食欲不振、消化不良;外用治跌打损伤。

【哈尼族用药经验】温,酸。归肺、肾经。有毒。内服:煎汤,25～50 g。外用:适量,煎水洗。

【使用注意】小剂量用药。中毒时多出现便秘症状。发现中毒时即刻停止用药,多喝水促进药物排泄,症状严重时及时就医。

【易混淆中草药】该品种在植物形态上容易与小叶五月茶 *Antidesma montanum* var. *microphyllum* (Hemsley) Petra Hoffmann、山地五月茶 *Antidesma montanum* Blume、西南五月茶 *Antidesma acidum* Retz. 相混淆。

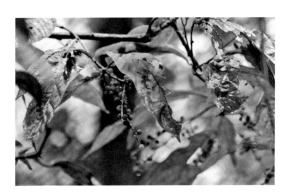
▲ 山地五月茶

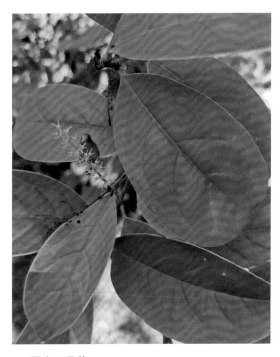
▲ 西南五月茶

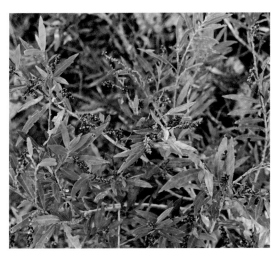
▲ 小叶五月茶

# 17. 中平树

【科属】大戟科,血桐属。

【拉丁学名】*Macaranga denticulata* (Bl.) Muell. Arg.。

【哈尼族名称】王波那企。

【药用部位】枝、叶。

【功能主治】行气止痛,清热利湿。用于肝胃气滞所致胃脘疼痛、胸胁胀痛、湿热黄疸、湿疹、白带腥臭、阴肿阴痒等。

【哈尼族用药经验】寒,辛、苦。归肝、胃经。有毒。内服:煎汤,3～10 g,或1～2 g研成粉末冲水服。

【使用注意】小剂量用药。中毒时出现后背疼痛、肾炎等症状。发现中毒应即刻停止用药,多喝水促进药物排泄,及时就医。

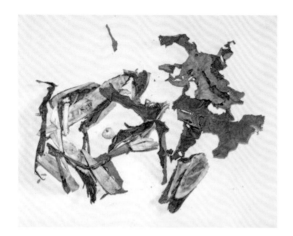

▲ 中平树药材

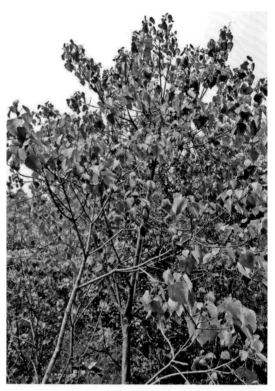

▲ 泡腺血桐

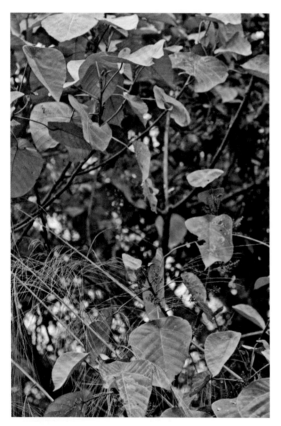

▲ 中平树

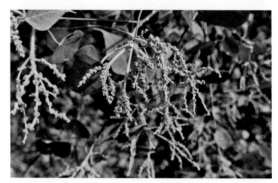

▲ 尾叶血桐

【易混淆中草药】该品种在植物形态上容易与泡腺血桐 *Macaranga pustulata* King ex Hook. f.、尾叶血桐 *Macaranga kurzii* (Kuntze) Pax et Hoffm.、油桐 *Vernicia fordii* (Hemsl.) Airy Shaw 相混淆。

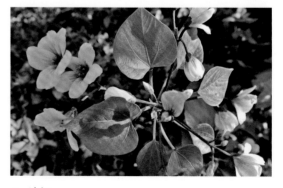

▲ 油桐

# 18. 毛木防己

【科属】防己科,木防己属。

【拉丁学名】*Cocculus orbiculatus* var. *mollis* (Wall. ex Hook. f. et Thoms.) Hara.。

【别名】蛤藤、白碎玉、一斗金、金锁匙、山膏药、单鞭救主、八卦藤、金石榄。

【哈尼族名称】阿叉叉哪。

【药用部位】枝叶、根。

【功能主治】祛风、除湿、理气。用于产后风寒、水臌病、胸膈胀闷。

【哈尼族用药经验】寒,苦。归膀胱、肾、脾经。有毒。内服:根9～15 g,煎汤。

【使用注意】小剂量用药。孕妇忌用。中毒时,出现恶心呕吐等症状。发现中毒应即刻停止用药,多饮水。

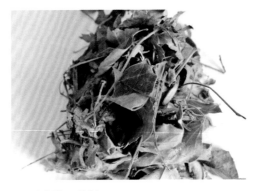

▲ 毛木防己药材

【易混淆中草药】该品种在植物形态上容易与木防己 *Cocculus orbiculatus* (L.) DC.、苍白秤钩风 *Diploclisia glaucescens* (Bl.) Diels、铁藤 *Cyclea polypetala* Dunn、桐叶千金藤 *Stephania hernandifolia* (Willd.) Walp.、天仙藤 *Fibraurea recisa* Pierre、细圆藤 *Pericampylus glaucus* (Lam.) Merr. 相混淆。

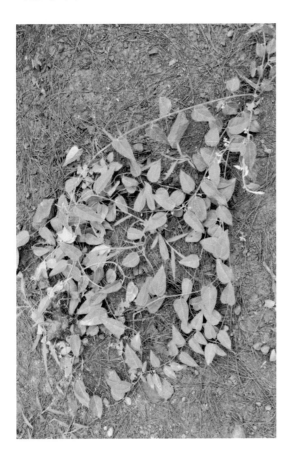

▲ 毛木防己

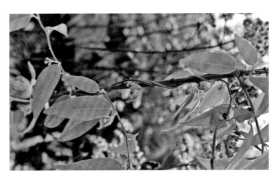

▲ 木防己

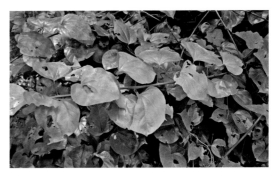

▲ 铁藤

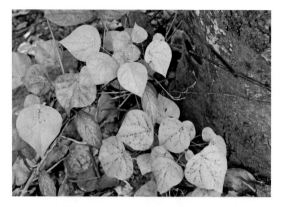

▲ 苍白秤钩风

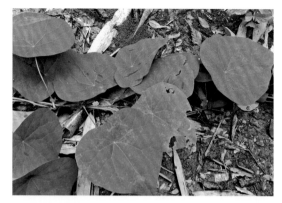

▲ 桐叶千金藤

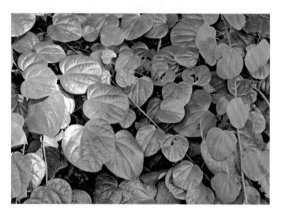

▲ 天仙藤

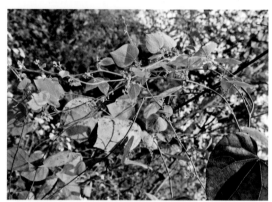

▲ 细圆藤

# 19. 毛瓜馥木

【科属】番荔枝科,瓜馥木属。

【拉丁学名】*Fissistigma maclurei* Merr.。

【别名】思藤子。

【哈尼族名称】素哪哪聂。

【药用部位】枝叶、根。

【功能主治】祛风活血,镇痛。用于跌打损伤。现代医学研究表明还可用于骨神经痛、关节炎。

【哈尼族用药经验】温,微辛。有毒。

用于关节炎:毛瓜馥木100 g,鲜香藤根100 g,鲜五加皮50 g,鲜千斤拔50 g,鲜双钩藤根100 g,猪脚1只,炖服。

【使用注意】小剂量用药。中毒时出现腹泻。发现中毒时应及时停止用药,症状严重时应及时就医。

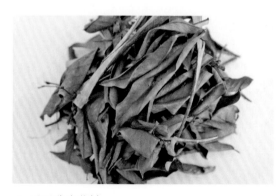

▲ 毛瓜馥木药材

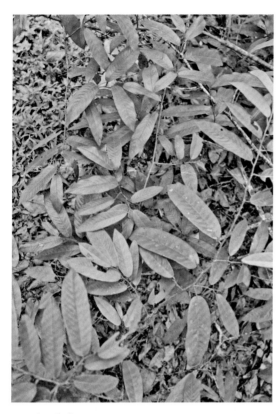

▲ 毛瓜馥木

【易混淆中草药】该品种在植物形态上容易与贵
州瓜馥木 *Fissistigma wallichii* (Hook. f. et Thoms.)
Merr.、多脉瓜馥木 *Fissistigma balansae* (A. DC.)
Merr.、小萼瓜馥木 *Fissistigma minuticalyx* (McGr.
et W. W. Sm.) Chatterjee、尖叶瓜馥木 *Fissistigma
acuminatissimum* Merr.、瘤果瓜馥木 *Fissistigma
thorelii* (Pierre ex Finet & Gagnep.) Merr. 相混淆。

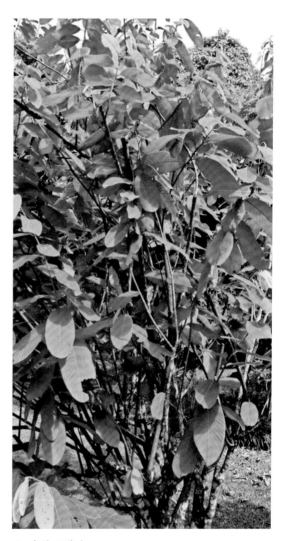

▲ 多脉瓜馥木

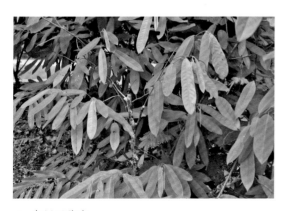

▲ 贵州瓜馥木

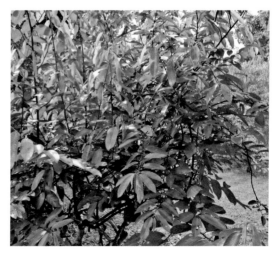

▲ 小萼瓜馥木

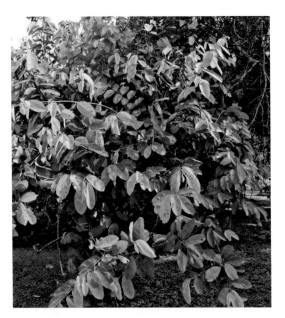

▲ 尖叶瓜馥木

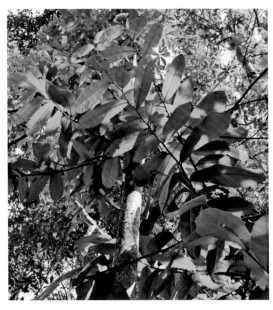

▲ 瘤果瓜馥木

# 20. 乌蔹莓

【科属】葡萄科,乌蔹莓属。

【拉丁学名】*Cayratia japonica* (Thunb.) Gagnep.。

【别名】乌蔹草、五叶藤、五爪龙、母猪藤、五叶梅。

【哈尼族名称】傲爬阿叉。

【药用部位】藤茎、根。

【功能主治】清热利湿,解毒消肿。用于痈肿、疔疮、疬腮、丹毒、风湿痛、黄疸、痢疾、尿血、白

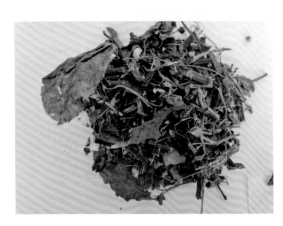

▲ 乌蔹莓药材

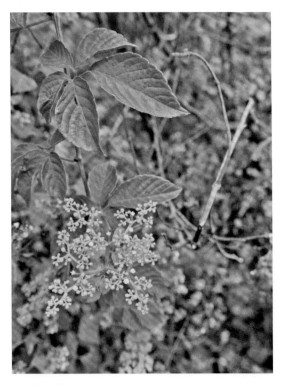

▲ 乌蔹莓

浊、咽喉肿痛、疖肿、痈疽、跌打损伤、毒蛇咬伤。现代医学研究表明还可用于化脓性感染、骨折、肿胀。

【哈尼族用药经验】寒，苦、酸。归心、肝、胃经。有小毒。内服：煎汤，25～50 g；研末、浸酒或捣汁。外用：捣敷。

【使用注意】小剂量用药。中毒时出现腹泻。发现中毒时停止用药。

【易混淆中草药】该品种在植物形态上容易与白粉藤 *Cissus repens* Lamk.、毛葡萄 *Vitis heyneana* Roem. et Schult.、锦屏藤 *Cissus verticillata* (L.) D. H. Nicols. & Jarvis 相混淆。

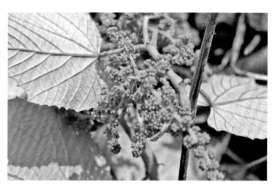

▲ 毛葡萄

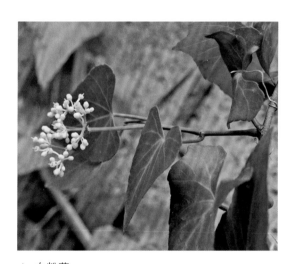

▲ 白粉藤

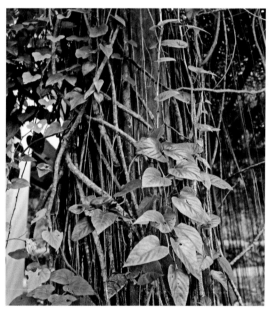

▲ 锦屏藤

【物种鉴定DSS候选标记】

| DSS序列 | 起始位置 | GC含量 |
| --- | --- | --- |
| GGCGATAAAATATTTTCAGGAACAAGCAAATCATAATAAT | 127926－127965 | 27.5 |
| CTACTCGAGCTCCATCATGTACTACTTACATTACACCCCC | 5956－5995 | 47.5 |
| TGATCCGATCAATTGCGTAAAGCCCGCGGTAGCAACGGAA | 101936－101975 | 52.5 |
| CGTTTCATTTGATCTTTTTAGGTCCTGACTTCGCCTCGAC | 24398－24437 | 45 |
| AAAACAAGAAAAAAGACCTATTATTATTTTTTTTTTTTTA | 10018－10057 | 12.5 |
| TTTTTTTTTTTCTGGCTCGGCTATGCTATCCCACCTAGTC | 38351－38390 | 42.5 |
| CGACGGAACTTTGCTTAGTTCTTTTTTTTGAGGATCGACGA | 40169－40208 | 42.5 |
| TTCCCTATGTATATATCTAAAACCTTCTAGACGTAACTCT | 1927－1966 | 32.5 |

| DSS序列 | 起始位置 | GC含量 |
|---|---|---|
| TCATTTCAATCACCGTTTTTTTTTTACTCTTGCTCTTTCT | 77259−77298 | 30 |
| CGGGTATAAAAGATCTACCGGTATAAAAGATCTAATAGTC | 32537−32576 | 35 |
| GGGATTCAGCCAATTGTCTTGATCGTGGGATATCATTGAT | 152526−152565 | 42.5 |
| TGGTCCATTCTCAACCTAGGTAAAGTCCATCTTGTTGCGA | 123525−123564 | 45 |
| CTTTAAATAACATTAAATTAATATAATAGTAAATATAATA | 31728−31767 | 7.5 |
| GAACATGGGATTCTGCAAGAGCAAAAATAAATAGGTATGA | 4902−4941 | 35 |
| ATCCTGTAGAGTTACTCAAATTGGATCAGTGATCGATTTC | 88385−88424 | 37.5 |
| CAAGAGTATCATACAAGATCCTTAAATTGAATCCTGTACT | 70551−70590 | 32.5 |
| ACATTTTCTTTTCCAAGTAAAATCCCCTAGTATATGAAAG | 150020−150059 | 30 |
| CTATAAAAATTCTTATTCAAATTAAGACTCCTAATATTTA | 15886−15925 | 17.5 |
| CCCAAAGTGGTACATTCTTGAAGAGCCGTATATTCTTCTT | 17315−17354 | 40 |

# 21. 巴豆

【科属】大戟科,巴豆属。

【拉丁学名】*Croton tiglium* L.。

【别名】双眼龙、大叶双眼龙。

【哈尼族名称】阿自呢别。

【药用部位】根、枝叶、种子。

【功能主治】种子:泻下祛积,逐水消肿;外用蚀疮;用于寒积停滞、胸腹胀满、恶疮疥癣、疣痣、白喉、疟疾、肠梗阻。根:温中散寒,祛风活络;用于风湿性关节炎、跌打肿痛、毒蛇咬伤。叶:外用治冻疮,并可杀跟头虫、蝇蛆。

【哈尼族用药经验】种子:热、辛;归胃、大肠经;有大毒。内服1～2 mg,去种皮榨去油,

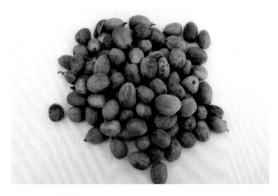

▲ 巴豆药材

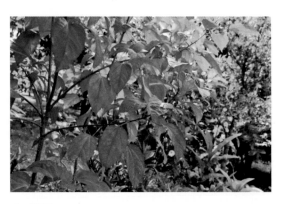

▲ 巴豆

配入丸、散剂；外用适量，研末涂患处，或捣烂以纱布包擦患处。根、叶：温、辛；有毒。根1～10 g；叶外用适量，煎水洗患处。

【使用注意】小剂量用药。中毒时出现腹泻。发现中毒应即刻停止用药，补充水和电解质。

【易混淆中草药】该品种在植物形态上容易与光叶巴豆 *Croton laevigatus* Vahl、卵叶巴豆 *Croton caudatus* Geiseler、银叶巴豆 *Croton cascarilloides* Raeusch.相混淆。

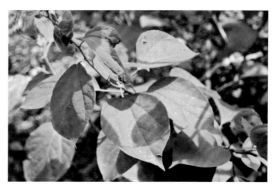

▲ 卵叶巴豆

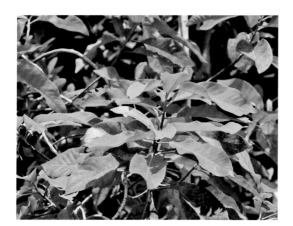

▲ 光叶巴豆

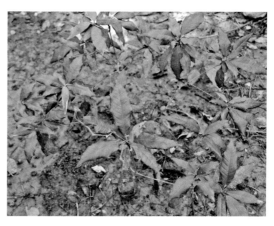

▲ 银叶巴豆

【物种鉴定DSS候选标记】

| DSS序列 | 起始位置 | GC含量 |
| --- | --- | --- |
| CTCAGCATTGGATAAGAATAGGCGAAATACCTATTTTTCA | 23378−23417 | 35 |
| CTTGGGGCAACTGGTCTTCTTTTTTTTTTTCTGTTTTACT | 132904−132943 | 35 |
| CCTAAACAGGAATCTTCCTAAACAGGAATAGATATATATC | 59844−59883 | 32.5 |
| ACTATTCTAATATTCAATTTTTCTATTTCTATTATTAAAT | 86179−86218 | 12.5 |
| AAATCATTTTCTATTATCTAAATATTAGAATATTGTATAA | 50931−50970 | 12.5 |
| ATTAATAATATTTAATAATATAGAATTGATAGAAATCCAA | 51153−51192 | 12.5 |
| ATGATATAGAAATAGAATATAACTATATAATAGAGATAAT | 20386−20425 | 15 |
| GAAACTTTTTGGTGGAATAGTTACGTTATGTAGAATATCT | 30911−30950 | 30 |
| GATTCCAATCTTTGTAATATTCTGAACCATTCATGAACAT | 130207−130246 | 30 |
| GCTTGAAAGAAATATTAGATCATATAGAATCGCTAAATGA | 76629−76668 | 27.5 |

续　表

| DSS序列 | 起始位置 | GC含量 |
|---|---|---|
| ATACCAATAAACCAACTTTTTACCTATATTCACTAGTTTA | 44949－44988 | 25 |
| TATAATATTGAATATTTTAATATTCTATTATAAATTCAAA | 121896－121935 | 7.5 |
| TTGGATAAGAATAGGCGAAATACCTATTTTTCAAAAAAAA | 23385－23424 | 25 |
| ACTATAAAATAAAAACTAATAACTATACAAACTATATAAT | 97171－97210 | 12.5 |
| GGGGCGTAAAACAAAAAAAGATCCGGGTTGGGCATACTCT | 142134－142173 | 47.5 |
| ATGCGTGAATTTTCAAGTTCAACTAACTTGTTCTAAAAAT | 69789－69828 | 27.5 |
| TGACGAATAAAGTGCAATTTTGACTAATAGGTCCTTTGAA | 88574－88613 | 32.5 |
| CAAACGACCCTGCATCTTTTTTTTCTCTCCCGCATTTTTA | 64429－64468 | 40 |
| GACCAACAGTAGTCCGAATGTATATACAAATAATTTCTTT | 32382－32421 | 30 |

# 22. 双荚决明

【科属】豆科,决明属。

【拉丁学名】*Senna bicapsularis* (L.) Roxb.。

【别名】金边黄槐、双荚黄槐、腊肠仔树。

【哈尼族名称】阿布呢果。

【药用部位】根茎、果实、枝叶。

【功能主治】祛痰,镇咳。用于痰喘咳嗽。

【哈尼族用药经验】微寒,苦。归大肠经。有

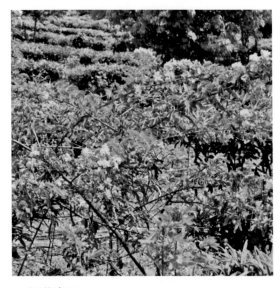

▲ 双荚决明

毒。现代医学研究表明可治疗肝炎。

　　(1)用于感冒:根茎5～10 g,煮水内服。

　　(2)用于头痛、风火眼痛:种子2～5 g,煮水内服。

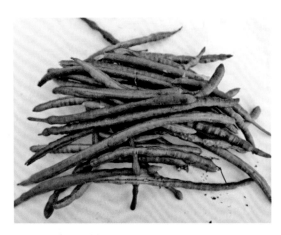

▲ 双荚决明药材

【使用注意】小剂量用药。中毒时部分患者出现腹泻。发现中毒应即刻停止用药，多喝水促进药物排泄。

【易混淆中草药】该品种在植物形态上容易与豆茶决明 *Cassia nomame* (Sieb.) Kitagawa、望江南 *Cassia occidentalis* L. 相混淆。

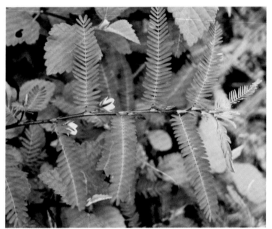

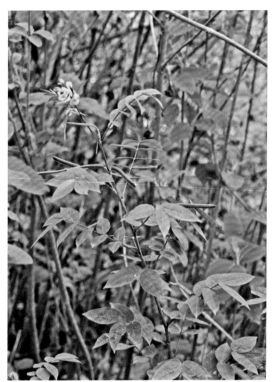

▲ 望江南

▲ 豆茶决明

【物种鉴定DSS候选标记】

| DSS序列 | 起始位置 | GC含量 |
| --- | --- | --- |
| GATAATATAGAAATAGAAAATATTCTTTCAATTAAACAAA | 32221−32260 | 15 |
| TACCTTCTTAGGAAGCAATTTAGTTCTGCTTCGATGTTCT | 132704−132743 | 37.5 |
| GACTTGTTATTGAAACAAGATCAAACATAAGAATGTCATT | 9778−9817 | 27.5 |
| ATTGATAAAATCATTCACTCCGTCATAGTCTGATAGATCT | 53488−53527 | 32.5 |
| GGAATAAATAAAATAATTTTATATTCAAATTGTAATTTGT | 29857−29896 | 12.5 |
| TAAAATCAAAAATGAATATTTGTGAACACTGTGGATCTCA | 64147−64186 | 27.5 |
| ATACAACAAAACAATCCAAATCCAAAACAAAAAAGAATAT | 16967−17006 | 22.5 |
| TCTAATATTAAAAGTGGATCCTTTTTTATTTCATTTTTCT | 36076−36115 | 20 |
| ATTCATCAAAAAGGGCGTATTCTTTGAAGCGAGAATGGAT | 2645−2684 | 37.5 |
| TATACAGGAAATAAATAACAAAATAATAAAGATTCGAGAC | 136702−136741 | 22.5 |
| ATTTTCAAAATATCAAGTGGATGAAATCCTTAGAAAGTCT | 60512−60551 | 27.5 |
| TAGTTTACTACACATAGAAATTCGAAGAATGCGGAAAACT | 36759−36798 | 32.5 |

续　表

| DSS 序列 | 起始位置 | GC 含量 |
|---|---|---|
| TTCTTTGTTTCGATTTTTTCCGAGTTTTTATTAGAACCTT | 68945－68984 | 27.5 |
| CAAATCATACAGAAATAATAAAATGATAAAGAAGGCCCTG | 37126－37165 | 30 |
| AGGGGAATGCGCGCTTGCTTGAAAGAGTTTCCAAGTAATA | 135319－135358 | 45 |
| TTTTTACAAAAATGTATGTAAGTTTCTCATATAATTCGGA | 86476－86515 | 22.5 |
| TTTATGATCTAACATTCTTGCCAATACATTATCCTCATTC | 43404－43443 | 30 |
| AGTGATAAATACAATGACAGTTACTTTTACAGTTACATTT | 63927－63966 | 25 |
| ATCGATGAAAGAGAGAAGAAACATATCTTCCAATTGGAAA | 117436－117475 | 32.5 |

# 五 画

## 23. 玉叶金花

【科属】茜草科,玉叶金花属。

【拉丁学名】*Mussaenda pubescens* W. T. Ation。

【别名】白纸扇、白蝴蝶、白叶子、百花茶、大凉藤、蝴蝶藤。

【哈尼族名称】越色牙皂、卡托托许。

【药用部位】枝叶。

【功能主治】清热解暑,凉血解毒。用于中毒、感冒、毒蛇咬伤。现代医学研究表明还可用于支气管炎、扁桃体炎、咽喉炎、肾炎水肿、肠炎、子宫出血。

【哈尼族用药经验】凉,甘、淡。归肾、肺经。有小毒。内服:煎汤,15～30 g。外用适量。

【使用注意】小剂量用药。中毒时出现腹泻、皮疹等症状。发现中毒时及时停止用药,症状严重时及时就医。

【易混淆中草药】该品种在植物形态上容易与红毛玉叶金花 *Mussaenda hossei* Craib、拟玉叶金花 *Pseudomussaenda flava* Verdc.相混淆。

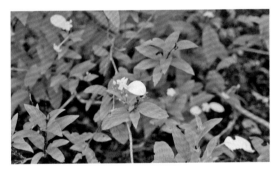

▲ 红毛玉叶金花

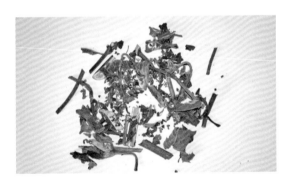

▲ 玉叶金花药材

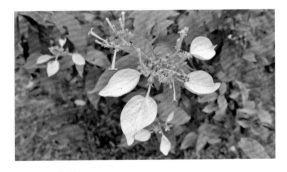

▲ 玉叶金花

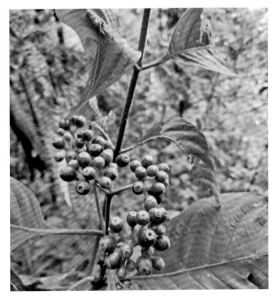

▲ 拟玉叶金花

【物种鉴定DSS候选标记】

| DSS序列 | 起始位置 | GC含量 |
| --- | --- | --- |
| AAAGTTAAAAGAATTCAATTCTAGGAGAACATAAAATCCA | 115283－115322 | 25 |
| CAAATCGACTCAACAACTGTCTTGTCAACATTCTAAATAG | 6462－6501 | 35 |
| AAAAAGGCCATATGCAGATAAGGACGAACCATAAGACTGA | 40316－40355 | 40 |
| TGTAACGTGGGCTTAGCGGTTCTAGAACCATCAATGATTG | 78721－78760 | 45 |
| TCTTTTTTACCTATATTTCTGATTATTATAATTAACCTAT | 59914－59953 | 17.5 |
| GAGTTGAAGTAGTTGAAGGGATAGAAGTAATAGTATTATT | 13961－14000 | 30 |
| GGGATTCTGATCGAGGATACAAACTTCCTAGACACAAAAA | 6966－7005 | 40 |
| AACATTTGAACAATAGATGTCTTTCACATCCAGCTAGAAT | 114426－114465 | 32.5 |
| CATTACGATTCATTATTTCTATTCCATTGTATTTTTTTTT | 55694－55733 | 20 |
| CTATTACTGTCTTGGATCCACAATGAATCCTATGGATCCT | 57727－57766 | 40 |
| TACACCAAATAAAGAAAATAAAGAAAGGAGTTCTTTCTAG | 22780－22819 | 27.5 |
| TTCCTTTGTTTCAGGAGCTTTTTTATCTTTTGGGCGAACG | 129479－129518 | 40 |
| TTAGCTAATAAGCCCGTAGATATTGAGGTTCCACAGACGG | 63559－63598 | 45 |
| AAGATTCTATTTTAAAGTCTAATTTAACATAATGGATATG | 7504－7543 | 20 |
| ATCAACATTTCAGAATAGTCGAAATAAAAAATTTTGTTAT | 1832－1871 | 20 |
| ATTAGAGCTATAAGAACCCCAAGTTCTAGCTTTTGAATAC | 76110－76149 | 35 |
| CTAGTCTTATTTTCCATTTTTCCAGATATATCAGAACTTT | 64746－64785 | 27.5 |
| CGATTCTTTTTTTTTTTATTTTAACCAAGAGTCAAAAGAT | 10205－10244 | 22.5 |
| ATTATATATATTTTGAAATCATTATTCTAATGTAGAAATA | 120096－120135 | 12.5 |

# 24. 艾胶算盘子

【科属】大戟科，算盘子属。

【拉丁学名】*Clochidion lanceolarium* (Roxb.) Voigt。

【别名】算盘珠、野南瓜。

【哈尼族名称】要头那企。

【药用部位】枝、叶。

【功能主治】清热利湿，祛风活络。用于感冒发热、咽喉痛、疟疾、消化不良、痢疾、风湿性关节炎、跌打损伤、白带、痛经。现代医学研究表明

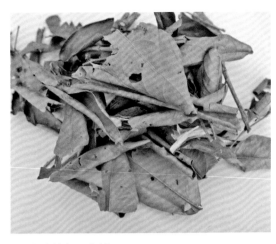

▲ 艾胶算盘子药材

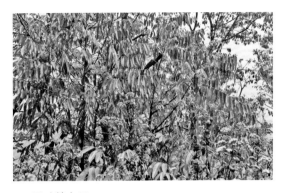

▲ 厚叶算盘子

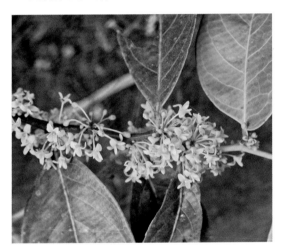

▲ 艾胶算盘子

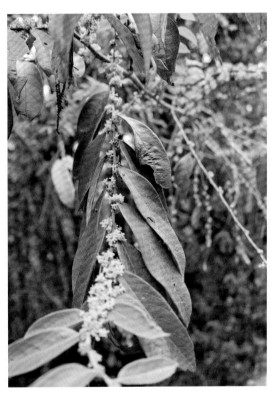

还可用于急性胃肠炎。

【哈尼族用药经验】凉，微苦、涩。归肝、胃经。有毒。内服：9～15 g，煎汤。

【使用注意】小剂量用药。中毒时出现腹痛、腹泻等症状。发现中毒时及时停止用药，并催吐，严重时及时就医。

【易混淆中草药】该品种在植物形态上容易与厚叶算盘子 *Glochidion hirsutum* (Roxb.) Voigt、里白算盘子 *Glochidion triandrum* (Blanco) C. B. Rob.、圆果算盘子 *Glochidion sphaerogynum* (Muell. Arg.) Kurz.、毛果算盘子 *Glochidion eriocarpum* Champ. ex Benth.、四裂算盘子 *Glochidion assamicum* (Muell. Arg.) Hook. f. 相混淆。

▲ 里白算盘子

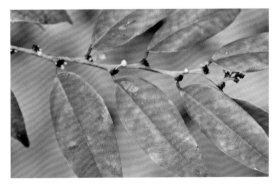

▲ 圆果算盘子

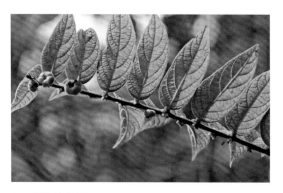

▲ 毛果算盘子

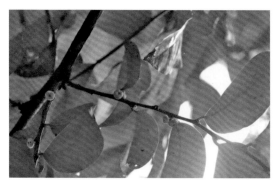

▲ 四裂算盘子

# 25. 石松

【科属】石松科,石松属。

【拉丁学名】*Lycopodium japonicum* Thunb. ex Murray。

【别名】伸筋草、石松、狮子草、狮子尾。

【哈尼族名称】阿聂说叉。

【药用部位】全草。

【功能主治】祛风除湿,舒筋活络,强腰。用于风寒湿痹、皮肤麻木、四肢软弱、跌打损伤。

【哈尼族用药经验】温,微苦、辛。归肝、脾、肾经。有毒。内服:煎汤,10～15 g;或浸酒。外用:适量,捣敷。

【使用注意】小剂量用药。中毒时出现皮炎、视力模糊等症状。发现中毒时,应即刻停止用药,多饮水,严重时及时就医。

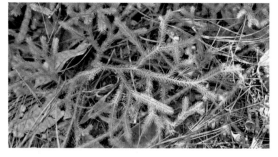

▲ 石松

【易混淆中草药】该品种在植物形态上容易与扁枝石松 *Diphasiastrum complanatum* (L.) Holub、垂穗石松 *Palhinhaea cernua* (L.) Vasc. et Franco、藤石松 *Lycopodiastrum casuarinoides* (Spring) Holub ex Dixit 相混淆。

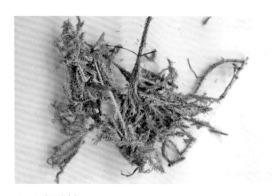

▲ 石松药材

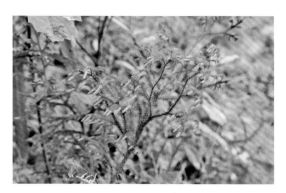

▲ 垂穗石松

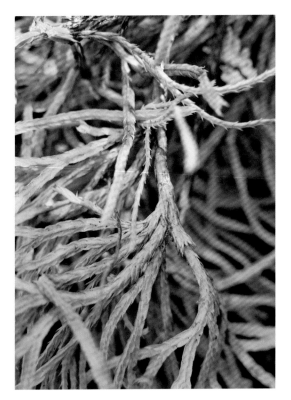

▲ 扁枝石松

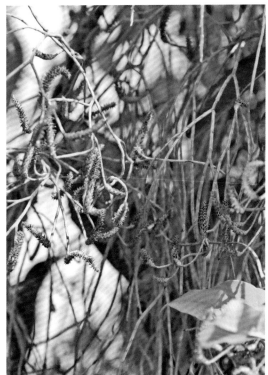

▲ 藤石松

【物种鉴定DSS候选标记】

| DSS序列 | 起始位置 | GC含量 |
|---|---|---|
| AAATAATCATTCAATTGTGATAATGGAATGATATAAACAA | 106825－106864 | 20 |
| CAACTTCATTTTTTTTTATCCACTGTAATCAATCATAACA | 5405－5444 | 25 |
| CTTCTGGTTCGTATAGAACGTGATTCATCTCTAAACTATC | 57888－57927 | 37.5 |
| TTTTTGGTTCAGTAAAAATTTATTCACTTGTAGCAATAAA | 148861－148900 | 22.5 |
| TCAATCTTATTAATGGACTGAGTTCGGTCGAGTAAAGCTC | 2696－2735 | 40 |
| ATAATAAGAAGAAGAAGAATGAAGAAATTGAATAACGGAA | 45302－45341 | 25 |
| TGACGGATTGTTGTTATTCTTTTCTTCATTGATTCCTATT | 106135－106174 | 30 |
| ATAACTGAGCCTGCCCCTTTTTATTCATAATCTGTCACGT | 15314－15353 | 40 |
| TTGAATCGCTTCCCAATGCCATGTTTCGAGTTTATCTAGA | 97504－97543 | 40 |
| CCGCTACCCGCTCCTCATACTAGAAATTTGAGTAGTATAT | 11306－11345 | 42.5 |
| TACAATACGTCCAGTAGCTTCTCGAGGGTTTTCATAACCC | 119398－119437 | 45 |
| ATCGAAGCAACTTCATTTTTTTTTATCCACTGTAATCAAT | 5398－5437 | 27.5 |

| DSS序列 | 起始位置 | GC含量 |
| --- | --- | --- |
| CAAAAAAATTGCTAAGTGAAAAAAAAAAAGATAAATATAT | 112300−112339 | 15 |
| GTATGTCTTTAAAAATCGAGGTTAAAATATAAGGACAGTT | 12761−12800 | 27.5 |
| TTCTCAAAATTGAAAAAAAAAAATTTTTTTATAAAATTGAT | 99683−99722 | 10 |
| TTTTTTTATTTCAAAAAAAATAATATTATAATACTAATGT | 36502−36541 | 7.5 |
| TTGTTTTTAGATTGCAATTCCTGAAATTTATAAATTACTA | 30919−30958 | 20 |
| AAATATAAAAATCAGTCATAAAGTTATTGAGTATATCACA | 136001−136040 | 20 |
| AATTGCTAAGTGAAAAAAAAAAAGATAAATATATGTTCCA | 112306−112345 | 20 |

## 26. 石菖蒲

【科属】天南星科,菖蒲属。

【拉丁学名】*Acorus tatarinowii* Schott。

【别名】九节菖蒲、山菖蒲、药菖蒲、菖蒲叶、水剑草、香菖蒲。

【哈尼族名称】哈罗好素。

【药用部位】根茎。

【功能主治】化湿开胃,开窍豁痰,醒神益智。用于脘痞不饥、噤口下痢、神昏癫痫、健忘耳聋。

【哈尼族用药经验】温,辛、苦。归心、胃经。有毒。内服:煎汤,2～6 g,鲜品加倍;或入丸、

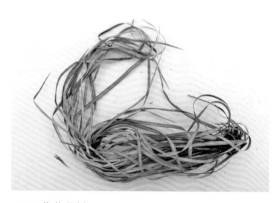

▲ 石菖蒲药材

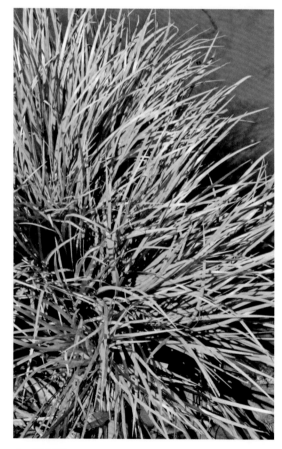

▲ 石菖蒲

散。外用：煎水洗；或研末调敷。

【使用注意】配伍禁忌：恶麻黄、地胆。忌铁器。饮食禁忌：忌动物肝脏、鱼肉、禽类、蛋黄等；忌食海带、紫菜、黄豆、菠菜、番茄等；忌羊肉、羊血、饴糖；忌单味服用。中毒时常出现胃溃疡、便秘等症状。发现中毒时应即刻停止用药并及时就医。

【易混淆中草药】该品种在植物形态上容易与细根菖蒲 *Acorus calamus* var. *verus* L.、菖蒲 *Acorus calamus* L.相混淆。

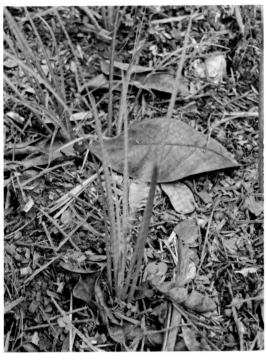

▲ 细根菖蒲

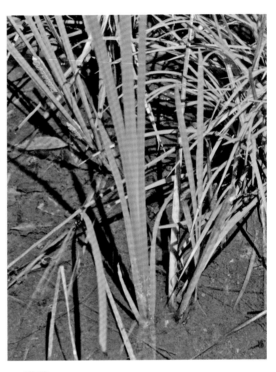

▲ 菖蒲

## 27. 石楠

【科属】蔷薇科，石楠属。

【拉丁学名】*Photinia serratifolia* (Desfontaines) Kalkman。

【别名】红树叶、石岩树叶、水红树、山官木、细齿石楠、凿木。

【哈尼族名称】哈罗持些。

【药用部位】枝叶。

【功能主治】祛风除湿，活血解毒。用于风痹、历节痛风、头风头痛、腰膝无力、外感咳嗽、疮痈肿痛、跌打损伤、阳痿遗精。

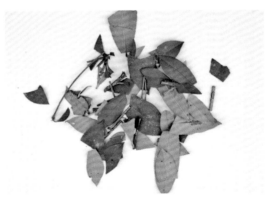

▲ 石楠药材

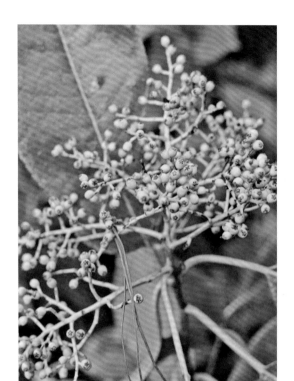

▲ 石楠

【哈尼族用药经验】平,辛、苦。归肾经。有小毒。内服:煎汤,6~9 g。外用:适量,捣敷。

【使用注意】小剂量用药。中毒时常有皮炎。发现中毒时及时停止用药。

【易混淆中草药】该品种在植物形态上容易与球花石楠*Photinia glomerata* Rehd. et Wils.、锐齿石楠*Photinia arguta* Lindl.相混淆。

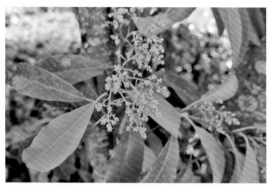

▲ 球花石楠

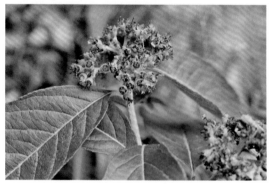

▲ 锐齿石楠

## 28. 龙船花

【科属】茜草科,龙船花属。

【拉丁学名】*Ixora chinensis* Lam.。

【别名】卖子木、山丹、英丹。

【哈尼族名称】阿爷兆、阿爷呢、好务吃皮。

【药用部位】枝叶。

【功能主治】清肝,活血,止痛。用于月经不调、筋骨折伤、疮疡。现代医学研究表明还可用于高血压。

【哈尼族用药经验】凉,甘、辛。归肝经。有毒。内服:煎汤,9~15 g。外用:适量,捣敷。

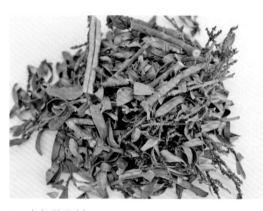

▲ 龙船花药材

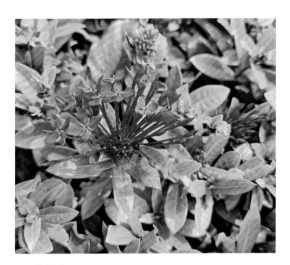

▲ 龙船花

【使用注意】小剂量用药。孕妇忌服。中毒时多出现头晕症状。发现中毒时及时停止用药，多饮水促进药物排泄。

【易混淆中草药】该品种在植物形态上容易与团花龙船花 *Ixora cephalophora* Merr.、海南龙船花 *Ixora hainanensis* Merr.、黄花龙船花 *Ixora coccinea* L.、大王龙船花 *Ixora casei* 'Super King'、薄叶龙船花 *Ixora finlaysoniana* Wall.、密花龙船花 *Ixora congesta* Stapf、云南龙船花 *Ixora yunnanensis* Hutchins、香水龙船花 *Ixora javanica* 'Yellow'、白花龙船花 *Ixora henryi* Lévl. 相混淆。

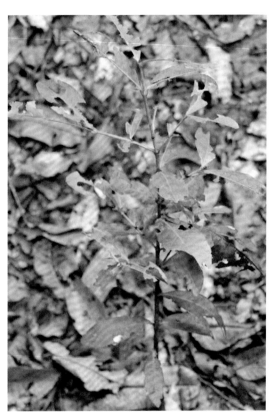

▲ 海南龙船花

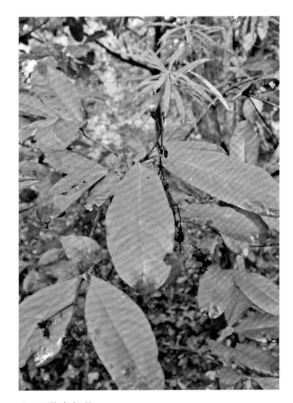

▲ 团花龙船花

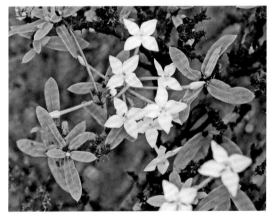

▲ 黄花龙船花

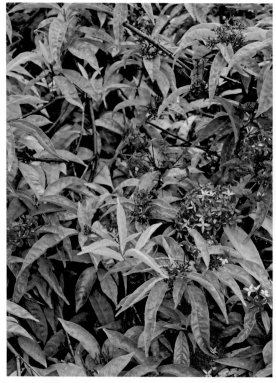

▲ 大王龙船花

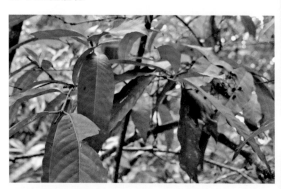

▲ 云南龙船花

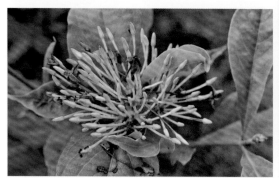

▲ 香水龙船花

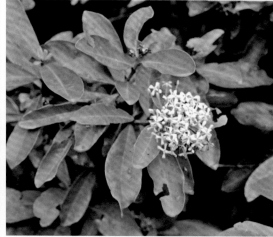

▲ 薄叶龙船花

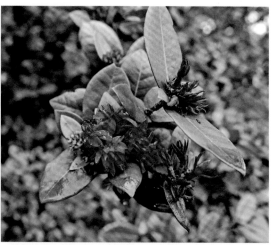

▲ 密花龙船花

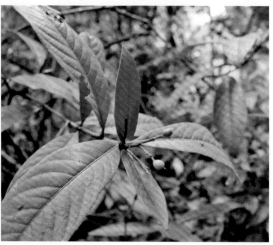

▲ 白花龙船花

【物种鉴定DSS候选标记】

| DSS序列 | 起始位置 | GC含量 |
|---|---|---|
| ATTATAGAAAAGGGTATCCCCTTCCTGACATAGTTGTAAG | 46285−46324 | 37.5 |
| AGGTTCTATTTGTATACTTGGTGGAATCTGGCATATCTTA | 34739−34778 | 35 |
| ATTTTGCGATTTGTCGTTCATGAATCGTTCATTCTAATCG | 31009−31048 | 35 |
| AATAATGAAATAAATAAATAAAGTTGGATTAAAAAAATC | 1530−1569 | 12.5 |
| GATCTAGACCCATTCTAATCTTTTGTAAATAATGAAATA | 1502−1541 | 25 |
| TTTATTTATATTTATTTTATTGAATTAACAAAAAATAGAA | 32432−32471 | 7.5 |
| TGATTAGGGCGAAGCTCCTTAAAAACCCCTCCTTTTTAA | 5022−5061 | 42.5 |
| TCAATCAATTTAAATCAATCAAAAAAACCTTGTATATAAT | 4449−4488 | 17.5 |
| GCAAAACCATAGTCAGAAAGAGAAATTAAATTGTTTAATC | 30128−30167 | 27.5 |
| TCTGCTATCTCTATCCGCGCTTGTTCCTTTCTTTTGTTAT | 127555−127594 | 40 |
| AGCCACGTAAAATAAACCAAATTTGATACCCGAATATTCG | 120534−120573 | 35 |
| TTTATCTTTCTAGATTAGATAGAAGAAAAGAAAAGTAAA | 83382−83421 | 20 |
| TTGAATTTTTGATCAGTAAGATAGGTTCGAATAACATTG | 128112−128151 | 27.5 |
| AGATAGAATTCTCGTTAATTAATAAAATATACATGTATTT | 82410−82449 | 17.5 |
| GCTAAGTCTAGGTAAGGTATACGAAGACCTATTTGATAAC | 51322−51361 | 37.5 |
| GTATGAAAGGATCTTTGAACAACCATAGACTGCCTTGAAA | 2611−2650 | 37.5 |
| ATCAATGGATTCATGTTAAAGGAAAATCCCCCGATGATAT | 35941−35980 | 35 |
| GAAAAAAAAAAAGATTATACCTTAATTTAATATAGCAAAC | 118171−118210 | 17.5 |
| TGATTAACTAAAATTGTTAGTGATTTCAAATTTGATATAA | 81231−81270 | 17.5 |

# 29. 叶下珠

【科属】大戟科,叶下珠属。

【拉丁学名】*Phyllanthus urinaria* L.。

【别名】珍珠草、叶下珍珠、叶后珠。

【哈尼族名称】阿爬爬啰、席哈哈然。

【药用部位】全草。

【功能主治】清热利尿,明目,消积。用于痢疾、小儿疳积;外用治青竹蛇咬伤。现代医学研究表明还可用于肾炎水肿、泌尿系感染、结石、眼角膜炎、黄疸型肝炎肠炎。

【哈尼族用药经验】凉,微苦、甘。归肝、脾经。有毒。内服:25～50g,水煎服。外用:适量,鲜草捣烂敷伤口周围。

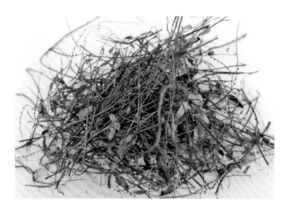

▲ 叶下珠药材

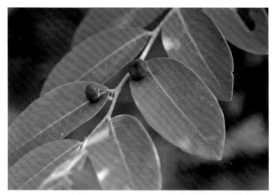

▲ 小果叶下珠

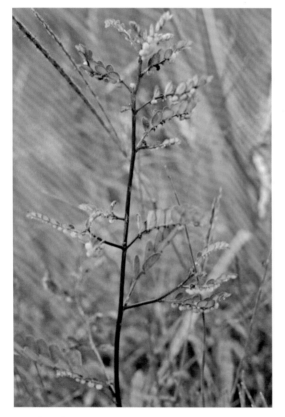

▲ 叶下珠

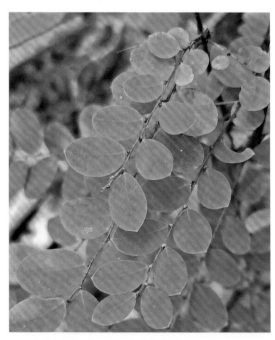

▲ 云桂叶下珠

【使用注意】小剂量用药。中毒时出现全身乏力等症状。发现中毒时应即刻停止用药，多饮水，症状严重时及时就医。

【易混淆中草药】该品种在植物形态上容易与小果叶下珠 *Phyllanthus reticulatus* Poir.、云桂叶下珠 *Phyllanthus pulcher* Wall. ex Müll. Arg.、滇藏叶下珠 *Phyllanthus clarkei* Hook. f. 相混淆。

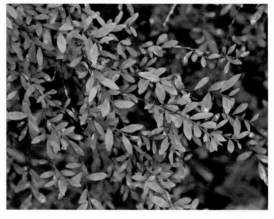

▲ 滇藏叶下珠

【物种鉴定DSS候选标记】

| DSS序列 | 起始位置 | GC含量 |
|---|---|---|
| TTTTTGGATTCGTCATTTGTATTTTTGTATTCATGAATCA | 31400−31439 | 25 |
| GTAATAGTAACCGATTAAATAAATTTATTGAGTTCATAAA | 16105−16144 | 20 |
| ATTAGAAATGATACAGATAAAAACACCCAAAGTTGGAATA | 58575−58614 | 27.5 |
| ATAGAAGATATAAAAATTTCTCGTGAATTTATCAGTCTAA | 127060−127099 | 22.5 |
| GGTTTCTTCTTCTGCATGTAGAAAAGGAATAAATAAATCA | 79380−79419 | 30 |
| TTTCTCGTTCTATCTCAGCGTAGCCGTTCACTCGAAACTG | 13180−13219 | 47.5 |
| GAAAAGACGAAATTCAAAAGGGGAAGTTAAGTTCTAAACT | 30058−30097 | 32.5 |
| GCTATAGCCCTTGTGTTTGTGATAAATATTTTATCATGTG | 52993−53032 | 32.5 |
| ATCATTCCTTTTTCTGCTGATATATGAAATAGGGGATTTG | 18598−18637 | 32.5 |
| TTTTTTTTTTTTCAAATAAAAAATGTCGAATAGAATCTTG | 71575−71614 | 17.5 |
| TTCATGAACTTCTTGATCCGACCAGGAAGAATTTTTTATA | 121616−121655 | 32.5 |
| GTCCAGTTACAAACAACAAACAATATAATAATGACGAAAT | 52271−52310 | 27.5 |
| TTCTTGTAGACCCTCAGAATAATTTTTGGGTTGTGCAAAC | 84507−84546 | 37.5 |
| AACCGGAGGTTATTTGTATTCCTCGAAACCCCCCACCCAC | 42865−42904 | 52.5 |
| ATGAAAATTCTTTTTTTATTGAATCTTTTTACTCCGTTTG | 69455−69494 | 22.5 |
| CCAGAAAAACCCGTGCTCGAAAAGATTTTTTCTTTTCGAG | 119936−119975 | 40 |
| TTTTTTTTTTGACTTGCCTATTTGAATTGTATATTTTGGAT | 16013−16052 | 22.5 |
| GCCAAATAACAGTTTTACGCCTTTGTGCTCGTACGGAACC | 129935−129974 | 47.5 |
| CATTAACCGATAGAAATAATCAGTCACTCTACCATAATTC | 52469−52508 | 32.5 |

# | 30. 仙茅

【科属】石蒜科,仙茅属。

【拉丁学名】*Curculigo orchioides* Gaertn.。

【别名】地棕、独茅、山党参、仙茅参、海南参、婆罗门参、芽瓜子。

【哈尼族名称】尼好处自。

【药用部位】根。

【功能主治】温肾阳,壮筋骨。用于阳痿精冷、小便失禁、崩漏、心腹冷痛、腰脚冷痹、痈疽、瘰疬、阳虚冷泻。

【哈尼族用药经验】温,辛。归肾、肝经。有小毒。内服:煎汤,4～10 g;或入丸、散;或浸酒。外用:适量,捣敷。

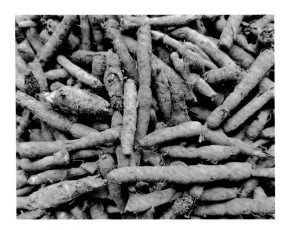

▲ 仙茅药材

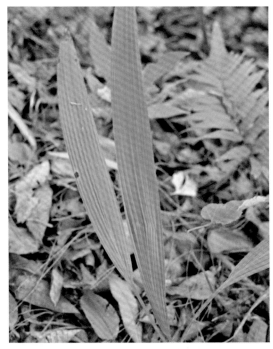

▲ 大叶仙茅

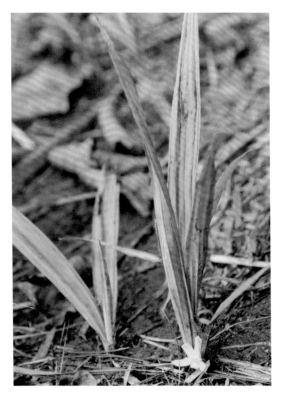

▲ 仙茅

【使用注意】小剂量用药。阴虚火旺者忌服。中毒时常发生心律不齐。发现中毒时即刻停止用药,严重时及时就医。

【易混淆中草药】该品种在植物形态上容易与大叶仙茅 Curculigo capitulata (Lour.) O. Ktze.、短葶仙茅 Curculigo breviscapa S. C. Chen 相混淆。

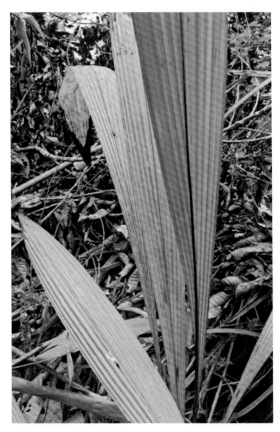

▲ 短葶仙茅

【物种鉴定DSS候选标记】

| DSS序列 | 起始位置 | GC含量 |
| --- | --- | --- |
| TGTCATTCCAAAGACTCCGGCCATTTTCTCTATTCCGAAA | 122732-122771 | 42.5 |
| CCTACCCTTTGAATTTACATTTATTAATTTTGTTTTTTAA | 4668-4707 | 20 |
| TTTAATTCCCATTACTTTAGCGGGATTATTCGTAACAGCA | 68725-68764 | 35 |
| ATGATAAAAGATCATATCTGTAGTTTTTTTTCCATTTTTT | 127815-127854 | 20 |
| TAGCAAGATATTCATGTATATTTTTCAATGAAAGATTTC | 128410-128449 | 22.5 |
| AACCACTCGCATTTTATATTTTCTATTGAATATAGAATTG | 14809-14848 | 25 |
| AAAATTGTATTTTTACTTTTCTCATTTTTTTTTCGAGTT | 128903-128942 | 17.5 |
| GTTCGTGTTGCAGAACTCTTTTAATTCATCCTATCATACG | 50392-50431 | 37.5 |
| TTCGATTCCAGTTCTATTTCTTTTTTTGTAACAGGCTTTT | 73833-73872 | 30 |
| CCCCATCCCTCTCTTTCCTTTTTGCGCCCCATATTCCTCC | 138475-138514 | 55 |
| TATTCTATCGAAGAAATAAATAGAATCAATCCATTCGACC | 72970-73009 | 30 |
| ATATTGAATCAATAAAAGCAATGATCCTATATCCTATACC | 52743-52782 | 27.5 |
| ACTGGATCACTTCTTATAGATTCGTTGAGAATGATTCTGA | 95143-95182 | 35 |
| TTAAAAAAAAAAATAAAGATATTCAATACATTCAACCTTT | 123625-123664 | 15 |
| TAAATTCCCCTGCTTGTGCCTCATAAAAAGAACTAGCAGG | 72741-72780 | 42.5 |
| AAATTTTGTCAGTTTTGCAAAATGCAAATTTTTTATTTCA | 52857-52896 | 20 |
| ATTCTTATTTCTTATTTTTTTTTTTTTTTTTTTTAGTTTC | 13711-13750 | 10 |
| TCAAAAAAAATAGAAAGTTAAGAATTCGAAAGAATAAAAT | 10343-10382 | 17.5 |
| ACAGAGGATAGGCCGGTTCGCTTGAGGAGAAGCTTTTCTA | 79274-79313 | 50 |

# 31. 白头婆

【科属】菊科,泽兰属。

【拉丁学名】*Eupatorium japonicum* Thunb.。

【别名】山佩兰,秤杆草。

【哈尼族名称】路住阿把。

【药用部位】全草。

【功能主治】祛暑发表,化湿和中,理气活血,化瘀,行水消肿。用于夏伤暑湿、发热头痛、胸闷腹胀、消化不良、月经不调、跌打损伤、痈肿、虫蛇咬伤。

【哈尼族用药经验】平,辛、苦。归膀胱、胃经。有小毒。内服:煎汤,10～20 g;或研末,每次3～8 g,每日2次。外用:适量,捣敷。

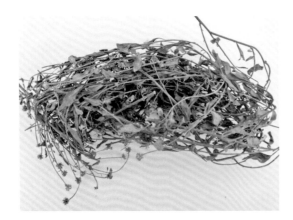

▲ 白头婆药材

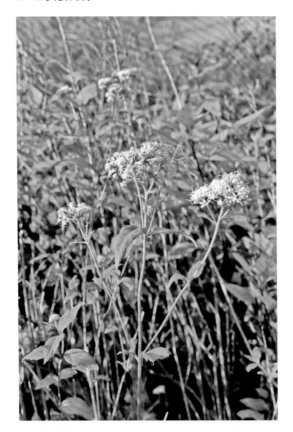

▲ 白头婆

【易混淆中草药】该品种在植物形态上容易与紫茎泽兰*Eupatorium coelestinum* L.、飞机草*Eupatorium odoratum* L.相混淆。

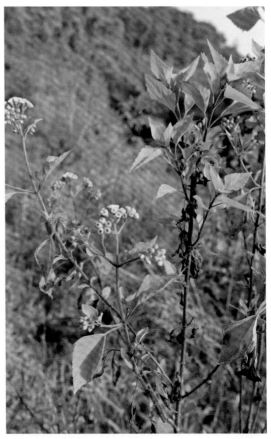

▲ 紫茎泽兰

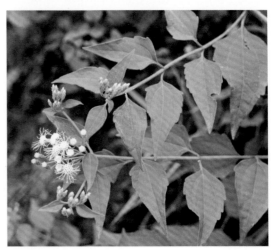

▲ 飞机草

【使用注意】现代医学研究表明其内含吡咯里西啶类生物碱,大量或较长时间摄入可能会引起肺炎、肺动脉高血压、心脏衰竭、肝损伤和肝癌。外用也会导致吸收性中毒,特别是皮肤等有破损时。任何人使用白头婆都有风险。发现中毒时及时停止用药,就医。

# 32. 白花丹

【科属】白花丹科,白花丹属。

【拉丁学名】*Plumbago zeylanica* L.。

【别名】白雪花、火灵丹。

【哈尼族名称】阿耶耶付、腊迫迫泵。

【药用部位】全草。

【功能主治】祛风止痛,散瘀消肿。根:用于风湿骨痛、跌打肿痛、胃痛、肝脾肿大。叶:外用治跌打肿痛、扭挫伤、体癣。

【哈尼族用药经验】微温,苦。归心、肝、胃经。有毒。

　　用于风湿关节疼痛、腰腿扭伤:白花丹根2～5 g,水煎服,日服2次;叶用于外包时,取适量舂包。

【使用注意】按小剂量用药。中毒时,会出现皮炎,现代医学研究表明还会出现呼吸抑制、血压下降及心搏停止等症状。皮肤中毒可用清水或

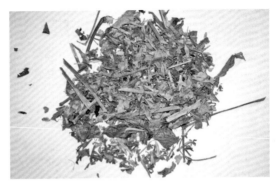

▲ 白花丹药材

硼酸水洗涤,糜烂时可用硼酸软膏敷患处;服鲜品中毒可服蛋清、糖水、活性炭,出现麻痹时可给冰片等强心兴奋剂、静脉注射葡萄糖盐水等对症治疗。

【易混淆中草药】该品种在植物形态上容易与蓝花丹 *Plumbago auriculata* Lam.相混淆。

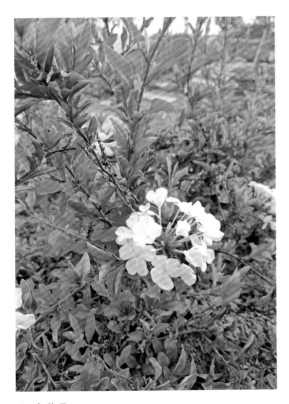

▲ 白花丹

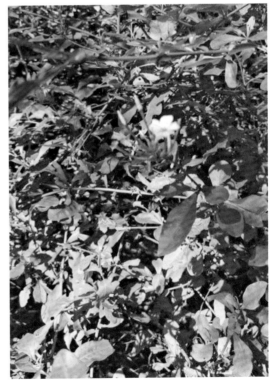

▲ 蓝花丹

【物种鉴定DSS候选标记】

| DSS序列 | 起始位置 | GC含量 |
| --- | --- | --- |
| TGATAATTGAAACAACAATTGAAAGAACAGAAGTACAAGC | 124961－125000 | 30 |
| AGGATGTTCTCATATTTTTTTGAGCATAATTATTGATACA | 90540－90579 | 25 |
| CCAAAAGAACTCAAAAATTTGAGAAAAGATTCGAGTGAAA | 120539－120578 | 30 |
| TAATGAAATTGAAATTCTTTCTTTGGCCTAATTATCGATT | 123003－123042 | 25 |
| TGGGCTTAGCGGTTCTCGAACCTTCAATGATTGGCGAGCC | 84608－84647 | 55 |
| AAAAATTTTTGATTCAAGCAGTAATTTTCGATATATTAGC | 78665－78704 | 22.5 |
| GTCTCTGTGTTCCTCGAATGGAACCCTTAACTAGTCTCCG | 81293－81332 | 50 |
| CATAATGCAAAAAATACGAAAAAATAGAACAAAAAAAGAT | 127117－127156 | 20 |
| ATCATCAAAATAAGCAAGAATAGTATTTCGACGGAAACTA | 19963－20002 | 30 |
| GATCTTAACTTATACAAGTTAATCACGTCGGTTTGTGATA | 142584－142623 | 32.5 |
| CCATAAGAAATCACGGAGCCAACCATTAATAGTAATGGAA | 42843－42882 | 37.5 |
| AGTGAGATTCCGCGTAAGTGTTTCCATAAGCTTCTTCTGA | 97803－97842 | 42.5 |
| TTAGGCGGCCTTCGACGCTTCCTCCTTTCACCAACAGCAA | 163364－163403 | 55 |
| AAAAAAGGATAAAATTGAATATCCTAAACTAAAGTTTAGA | 17652－17691 | 20 |
| TCTTCCTTGTGTGGATCCTATTTCAATGGGAACTTGATGA | 105137－105176 | 40 |
| CTCAGTTGATTGAAACCCTACCACATAAACATTTCATACT | 1891－1930 | 35 |
| CCAAATACAGATACACCTCCATGAGCCTTTGCAATATTGT | 58358－58397 | 40 |
| TAATAATTTTCTTACTATTCAACTCAAGAAGTTCTAATTG | 129441－129480 | 22.5 |
| CAGTGATTTGTTAGAATTCAGATTCTCTTTCATTTATTGA | 83925－83964 | 27.5 |

## 33. 白鸡蛋花

【科属】夹竹桃科，鸡蛋花属。

【拉丁学名】*Plumeria alba* L.。

【别名】蛋黄花。

【哈尼族名称】哈乌阿耶。

【药用部位】枝叶、根、花、茎皮。

【功能主治】清热，利湿，解暑。用于感冒发热、肺热咳嗽、湿热黄疸、泄泻痢疾、尿路结石；预防中暑。

【哈尼族用药经验】凉，甘、微苦。归肺、膀胱经。有毒。内服：煎汤，花5～10 g；茎皮10～15 g。外用；适量，捣敷。

【使用注意】小剂量用药。湿寒者忌用。中毒

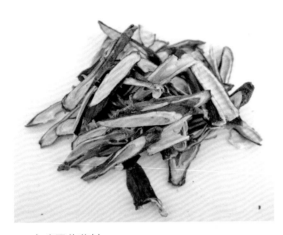

▲ 白鸡蛋花药材

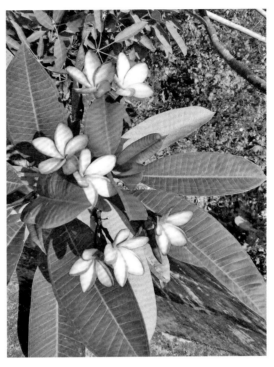

▲ 红鸡蛋花

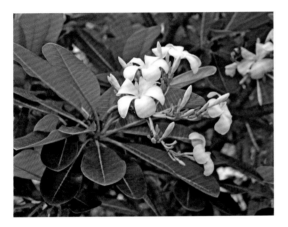

▲ 白鸡蛋花

时出现咳嗽、便秘等症状。发现中毒时应停止
用药,症状严重时及时就医。

【易混淆中草药】该品种在植物形态上容易与红
鸡蛋花 *Plumeria rubra* L.、钝叶鸡蛋花 *Plumeria
obtusa* L.相混淆。

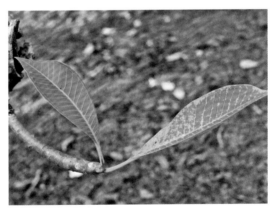

▲ 钝叶鸡蛋花

# 34. 包疮叶

【科属】紫金牛科,杜茎山属。

【拉丁学名】*Maesa indica* (Roxb.) A. DC.。

【别名】小姑娘茶、大白饭果、小姑娘叶、两
面青。

【哈尼族名称】背饿恶许。

【药用部位】枝叶。

【功能主治】清热利湿,降压。用于腹泻、麻疹。
现代医学研究表明还可用于高血压、肝炎。

【哈尼族用药经验】凉,微苦。归肺、肝、胃经。
有小毒。内服:煎汤,15～30 g。

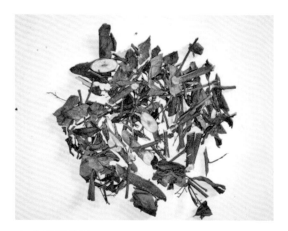

▲ 包疮叶药材

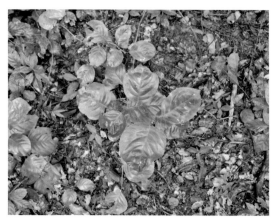

▲ 包疮叶

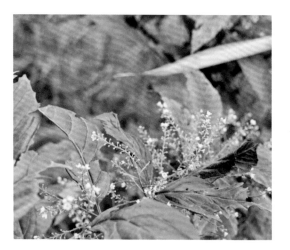

▲ 腺叶杜茎山

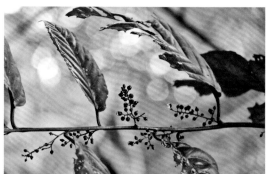

▲ 杜茎山

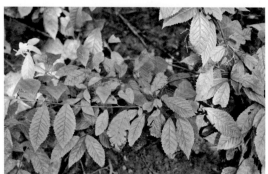

▲ 鲫鱼胆

【使用注意】小剂量用药。部分患者出现头晕。
发现中毒时停止用药,多饮水。
【易混淆中草药】该品种在植物形态上容易与
腺叶杜茎山 *Maesa membranacea* A. DC.、杜茎
山 *Maesa japonica* (Thunb.) Moritzi ex Zoll.、鲫
鱼胆 *Maesa perlarius* (Lour.) Merr. 相混淆。

# 六 画

## 35. 西南山梗菜

【科属】桔梗科、半边莲属。

【拉丁学名】*Lobelia sequinii* Lévl. et Van.。

【别名】野烟、红雪柳、大将军。

【哈尼族名称】毒约。

【药用部位】全草。

【功能主治】消炎，止痛，解毒，杀虫。用于风湿性关节炎、跌打损伤和疮疡肿毒。

【哈尼族用药经验】平，辛。归肺、肾经。有小毒。

内服：5～15 g，水煎服。外用：适量，鲜品捣敷。

【使用注意】小剂量用药。现代医学研究表明中毒时会引起心慢、呕吐、中枢、神经节先兴奋后麻痹，对横纹肌有箭毒样作用，可使肾上腺分泌肾上腺素。发现中毒时即刻停止用药，及时就医。

【易混淆中草药】该品种在植物形态上容易与密毛山梗菜 *Lobelia clavata* F. E. Wimmer 相混淆。

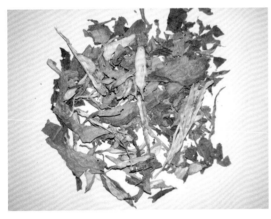
▲ 西南山梗菜药材

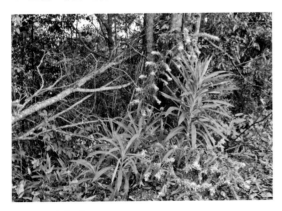
▲ 西南山梗菜

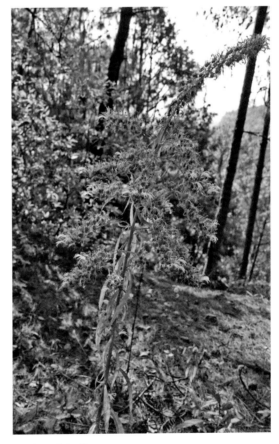
▲ 密毛山梗菜

【物种鉴定DSS候选标记】

| DSS序列 | 起始位置 | GC含量 |
|---|---|---|
| TAACCCTATATAATATACATCGGTAAGGTATGCGTACTGA | 54255－54294 | 35 |
| ATTATACGTGTACAAATGAACATCTTTGAGCAAGGAATCT | 54726－54765 | 32.5 |
| TTGCTCGAATTTGAAAAAGAAAAGCAGAAGGAAAAGGCAA | 19375－19414 | 35 |
| GTTAGTAGAGCGTCTCGTATAGATTCGCGAGCGACCAAAT | 33613－33652 | 47.5 |
| ATAACCCTATATAATATACATCGGTAAGGTATGCGTACTG | 54254－54293 | 35 |
| TATATTGTCGATTAATGGCCAATTTTTTATATATTTAATT | 34329－34368 | 17.5 |
| GCGAGCGACCAAATCTAAGTTGGAAGCGGGGTAGGAAAAC | 33639－33678 | 52.5 |
| AATCTTGCTCGAATTTGAAAAAGAAAAGCAGAAGGAAAAG | 19371－19410 | 32.5 |
| CAAGAGGTGTTCGAAATCAATCGCCGAACTTCCTTTTTCA | 62862－62901 | 42.5 |
| TCAGAAAGAGTGAAGGATAACCCTATATAATATACATCGG | 54238－54277 | 35 |
| TTGAAAAAGAAAAGCAGAAGGAAAAGGCAATCCAAAATGA | 19385－19424 | 32.5 |
| TTTTTTATATATTTAATTATATATATATGTAATTAAATAT | 34351－34390 | 2.5 |
| GTGTTCGAAATCAATCGCCGAACTTCCTTTTTCAAAAACA | 62868－62907 | 37.5 |
| GAAAGAGTGAAGGATAACCCTATATAATATACATCGGTAA | 54241－54280 | 32.5 |
| GTGTACAAATGAACATCTTTGAGCAAGGAATCTCCATTTG | 54733－54772 | 37.5 |
| ACGTGTACAAATGAACATCTTTGAGCAAGGAATCTCCATT | 54731－54770 | 37.5 |
| AATGGCCAATTTTTTATATATTTAATTATATATATATGTA | 34342－34381 | 12.5 |
| TCGAGCAAGAGGTGTTCGAAATCAATCGCCGAACTTCCTT | 62857－62896 | 47.5 |
| TAATGGCCAATTTTTTATATATTTAATTATATATATATGT | 34341－34380 | 12.5 |

# 36. 西南笮子梢

【科属】豆科，笮子梢属。

【拉丁学名】*Campylotropis delavayi* (Franch.) Schindl.。

【别名】干枝柳、三叶豆。

【哈尼族名称】阿吃妈聂。

【药用部位】枝叶、根。

【功能主治】祛瘀止痛，清热利湿。

【哈尼族用药经验】温，甘。归肝、肺、大肠经。有毒。

用于跌打损伤、刀伤：干枝柳适量，加甜酒捣绒，敷患处。

【使用注意】小剂量用药。中毒时出现皮肤瘙

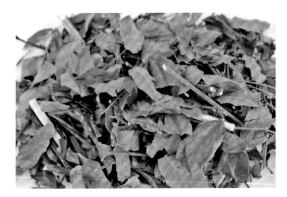

▲ 西南笕子梢药材

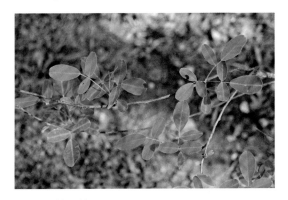

▲ 西南笕子梢

痒,部分患者出现恶心、呕吐等症状。中毒时应即刻停止用药,症状严重时及时就医。

【易混淆中草药】该品种在植物形态上容易与毛笕子梢 *Campylotropis hirtella* (Franch.) Schindl. 相混淆。

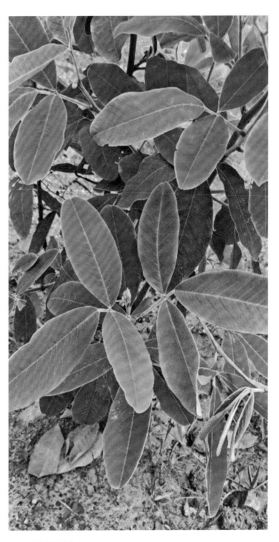

▲ 毛笕子梢

【物种鉴定DSS候选标记】

| DSS序列 | 起始位置 | GC含量 |
|---|---|---|
| CCCGAATTTTTTTATTGGAAATTTATAAAACATAATAGAA | 31570-31609 | 20 |
| TTTGAATTAGAATTGGATTTATTATTGTATTTTTTTATTA | 53881-53920 | 12.5 |
| ATATTCTATATTTGTTTCTGTGTTCATATTAATTTGAATT | 15138-15177 | 17.5 |
| CTGTGGAACGTGGAACAAATCAAGAAAAGAACCTACTTTT | 15417-15456 | 37.5 |
| CGAAAAAGGAAAAGATAAGAAGGCCCTATGGAAAATGTGG | 125101-125140 | 40 |
| ATTTTGAACTTCTAATTGTAGCCTTCTCTGCAAAAAGAAA | 78061-78100 | 30 |

| DSS序列 | 起始位置 | GC含量 |
|---|---|---|
| AATGGAGAGAATTCGATCTCTGTGGAACGTGGAACAAATC | 15398−15437 | 42.5 |
| ATATGAATTTATAACTGTATGTACCTCGTGAAAAAAAAAA | 38026−38065 | 22.5 |
| TTTTGAATTAGAATTGGATTTATTATTGTATTTTTTTATT | 53880−53919 | 12.5 |
| GGTTTCTGCTATTTCGATACGTTTTTTTTCCTCATTTTCT | 122946−122985 | 32.5 |
| ACTTCCAATATCTCGATTGAAATACCAATCAATGGTATTT | 42220−42259 | 30 |
| GTAATATATATAAAATAGATTAAAATAAATTAAAGTTGGT | 117136−117175 | 12.5 |
| TCAAAAAACATAAAAACAAAAAACATAAAAACGACTATTT | 110565−110604 | 17.5 |
| TAATCGGTTTCGAATGAAAAAATCATTTTCTTTATGGGTT | 28864−28903 | 27.5 |
| CTTTATGGGTTTATTGATATCTCGGTCAAATTCATGAACT | 28893−28932 | 32.5 |
| AAAACCCGAGCTCGAAAAAGGAAAAGATAAGAAGGCCCTA | 125089−125128 | 42.5 |
| TGTATGTACCTCGTGAAAAAAAAAAATATTTCTTTTTTTT | 38041−38080 | 20 |
| CTTGAGCAAATATAATACTATCCCAGGTTTCTGCTATTTC | 122921−122960 | 35 |
| TGTGTAGTTTTTTTTTCAAATTTTTTTTTATTTTTTCCAT | 82104−82143 | 15 |

# 37. 夹竹桃

【科属】夹竹桃科,夹竹桃属。

【拉丁学名】*Nerium indicum* Mill.。

【别名】柳叶桃、半年红、甲子桃。

【哈尼族名称】哈布阿许。

【药用部位】枝叶、根。

【功能主治】强心利尿,祛痰定喘,镇痛,祛瘀。用于跌打肿痛、血瘀经闭、喘咳、癫痫。现代医学研究表明还可用于心脏病心力衰竭。

【哈尼族用药经验】寒。归心经。有大毒。外用:适量,捣敷或制成酊剂外涂。内服:煎汤,0.2～0.8 g;研末服用,0.05～0.1 g。

【使用注意】小剂量用药。临床研究结果表明

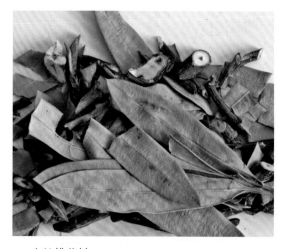

▲ 夹竹桃药材

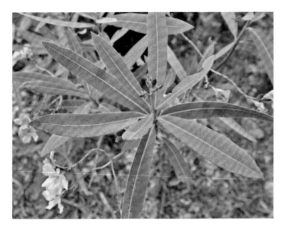

▲ 夹竹桃

该品种具有心脏毒性，中毒时出现心律失常、心慌心悸等症状。发现中毒时，应停止用药，及时就医。

【易混淆中草药】该品种在植物形态上容易与红花草地夹竹桃 *Nerium oleander* 'Petite Pink'、

红花单瓣夹竹桃 *Nerium oleander* 'Roseum'、桃红夹竹桃 *Nerium oleander* 'Red'、黄花夹竹桃 *Thevetia peruviana* (Pers.) K. Schum. 相混淆。

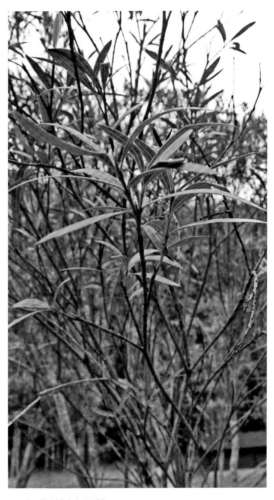

▲ 红花单瓣夹竹桃

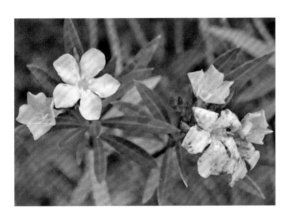

▲ 红花草地夹竹桃

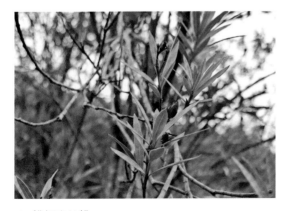

▲ 桃红夹竹桃

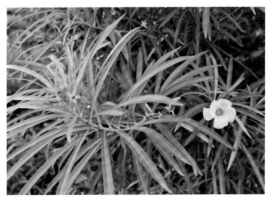

▲ 黄花夹竹桃

【物种鉴定DSS候选标记】

| DSS序列 | 起始位置 | GC含量 |
|---|---|---|
| AGACCAAGCAATTAAATCATTGAGCTAACAAATCGAAAAA | 4316－4355 | 30 |
| GTGAAGATCCCGCCAGAGCGCCCTCTACTTCTAATAGGCC | 146574－146613 | 57.5 |
| CGTTGCACACGGCTTTCCCTATGTATGCATCAGTTGCTTT | 1736－1775 | 47.5 |
| GTCCAATGGGAGCAAGAATTTCCAGGAGCATTTGGAACAT | 89892－89931 | 45 |
| AAATAAATATCTTTCTTTTTCTCAATCTCCCGAAAAAGAT | 33102－33141 | 25 |
| ATGAAGTAAAGTAACAAACCAAACAAACCAAATAACTAGA | 4561－4600 | 27.5 |
| TACTAATCAATCTAATGAATAAAAACGATTTTACGGCTAT | 113651－113690 | 25 |
| AAAATGATTGAGGTATATATTTATATTTTATATATTAATA | 37035－37074 | 10 |
| ATTTCCGGCAATTGCAATGGCTTCTTTATCTCTTTATGTT | 60786－60825 | 35 |
| TATAGGTTGACGCCACAAATTCCACCCCCAAAACCCGTAT | 121014－121053 | 47.5 |
| TTCACCATCTGGGGTGTTAATTTACCTACTAAAATGTCGC | 24548－24587 | 40 |
| AAAGCATTTTTGGTAATTGGCACATGTTTTCTTAAACCTC | 111994－112033 | 32.5 |
| GGACATAAGAAAAGCGCTCTTTATCATTGTATTTATAAT | 58301－58340 | 27.5 |
| GTTGATCAATAACTTAACTTAATCCTTTTGTAACAACATC | 121389－121428 | 27.5 |
| ACCCGTATTTTGACTGCGCTTCAACTATATCAACTGTACT | 121046－121085 | 40 |
| AATGGAAATTGAGAAGGATAATGATGTATCAATTTGTATT | 27681－27720 | 25 |
| TCCCACATCTAGGATTTACATATACAACATATACCGCTGT | 56151－56190 | 37.5 |
| AAAAAAGAAAATAAACTCTTGGGAAGGTCAATGAAAGGAC | 2012－2051 | 32.5 |
| TTTAATCGATCCTATCTAACGAATGAGATTTCTAGGGATC | 43478－43517 | 35 |

# 38. 朱砂根

【科属】紫金牛科,紫金牛属。

【拉丁学名】*Ardisia crenata* Sims。

【别名】大罗伞、红铜盘、朱砂根、八角金龙、金玉满堂。

【哈尼族名称】席尼拉约刀期。

【药用部位】根、枝叶。

【功能主治】解毒消肿,活血止痛,祛风除湿。用于上呼吸道感染、白喉、丹毒、劳伤吐血、心胃气痛、风湿骨痛、跌打损伤。现代医学研究表明还可用于扁桃体炎、淋巴结炎、急性咽峡炎。

【哈尼族用药经验】平,苦,辛。归肺、胃经。有小毒。内服:煎汤,15～30 g。外用:适量,捣敷。

【使用注意】小剂量用药。大量服用时出现小腹疼痛,可致流产、恶心、厌食。发现中毒时即

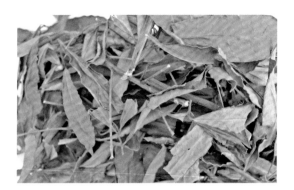

▲ 朱砂根药材

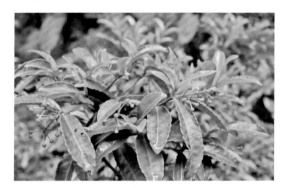

▲ 朱砂根

刻停止用药,严重时及时就医。

【易混淆中草药】该品种在植物形态上容易与铁仔 *Myrsine africana* L.、矮紫金牛 *Ardisia humilis* Vahl、密鳞紫金牛 *Ardisia densilepidotula* Merr.、凹脉紫金牛 *Ardisia brunnescens* Walker、酸薹菜 *Ardisia solanacea* Roxb.、东方紫金牛 *Ardisia elliptica* Thunberg、雪下红 *Ardisia villosa* Roxb.、白花紫金牛 *Ardisia merrillii* Walker、灰色紫金牛

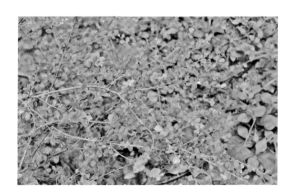

▲ 铁仔

*Ardisia fordii* Hemsl.、南方紫金牛 *Ardisia depressa* C. B. Clarke、纽子果 *Ardisia polysticta* Migo、珍珠伞 *Ardisia maculosa* Mez 混淆。

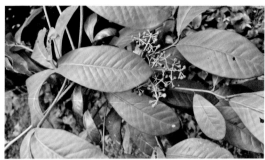

▲ 矮紫金牛

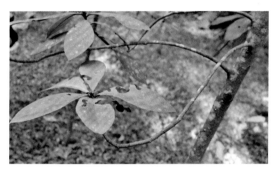

▲ 密鳞紫金牛

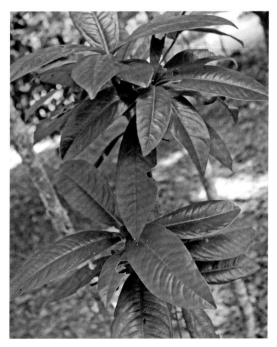

▲ 凹脉紫金牛

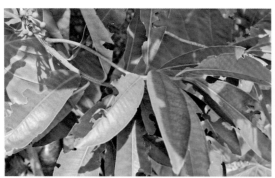

▲ 酸薹菜

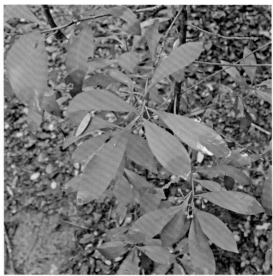

▲ 东方紫金牛

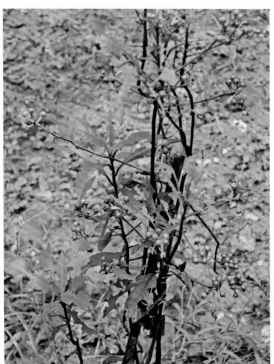

▲ 雪下红

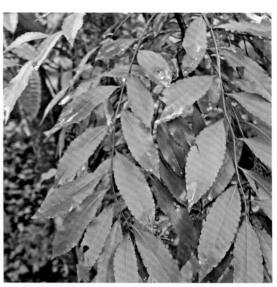

▲ 白花紫金牛

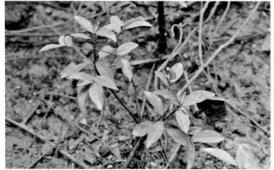

▲ 灰色紫金牛

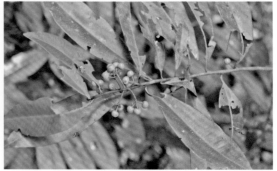

▲ 南方紫金牛

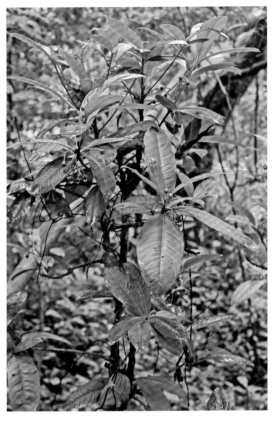

▲ 纽子果

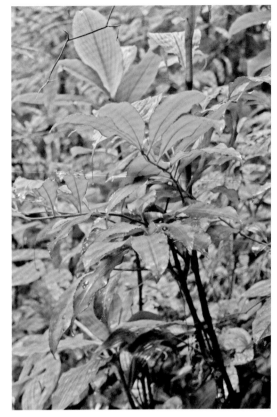

▲ 珍珠伞

# 39. 朱蕉

【科属】百合科,朱蕉属。

【拉丁学名】*Cordyline fruticosa* (L.) A. Chevalier.。

【别名】红铁树、红叶铁树、铁莲草、朱竹、铁树、也门铁。

【哈尼族名称】鸭猫捧刺。

【药用部位】枝叶。

【功能主治】散瘀定痛,凉血止血。用于咳血、尿血、便血、吐血、衄血,以及胃痛、筋骨痛、跌打肿痛。

【哈尼族用药经验】凉,甘、淡。归肝、肺经。有毒。内服:煎汤,10～20 g(鲜品20～50 g)。外用:鲜品绞汁外敷。

【使用注意】小剂量用药。用量过大可引起女性提前闭经。出现中毒症状时应停止用药,及时就医。

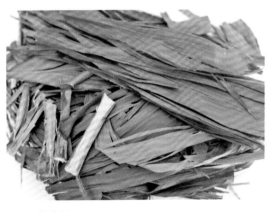

▲ 朱蕉药材

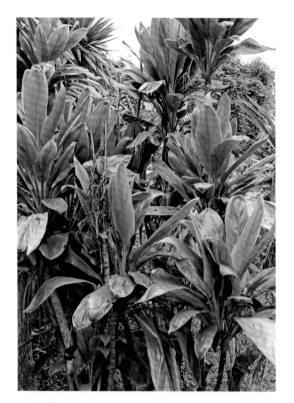

▲ 朱蕉

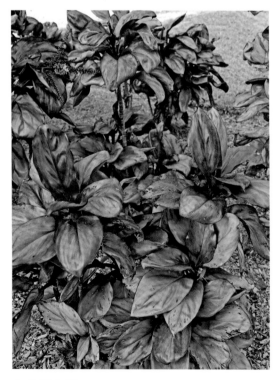

▲ 圆叶朱蕉

【易混淆中草药】该品种在植物形态上容易与紫剑叶朱蕉 *Cordyline fruticosa* 'Purple Pink Pepper'、圆叶朱蕉 *Cordyline fruticosa* 'Bali Red'、白马朱蕉 *Cordyline fruticosa* 'Crystal'、龙血树状朱蕉 *Cordyline australis* Hook. f.、翡翠朱蕉 *Cordyline fruticosa* 'Shubertii'、娃娃朱蕉 *Cordyline fruticosa* 'Baby Doll'、夏威夷花叶朱蕉 *Cordyline fruticosa* 'Miss Andrea'、红边朱蕉 *Cordyline fruticosa* 'Red Edge'、暗红朱蕉 *Cordyline rubra* Heugel ex Kunth 相混淆。

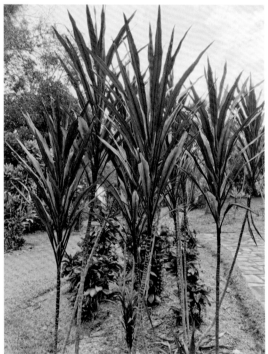

▲ 紫剑叶朱蕉

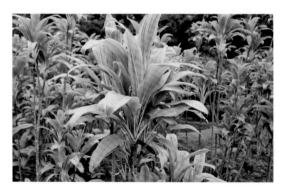

▲ 白马朱蕉

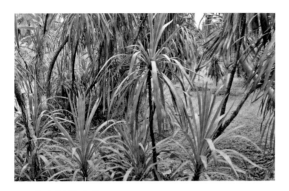

▲ 龙血树状朱蕉

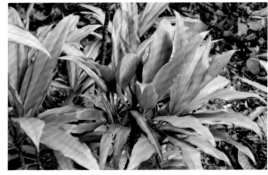

▲ 翡翠朱蕉

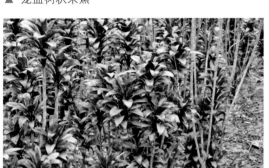

▲ 娃娃朱蕉

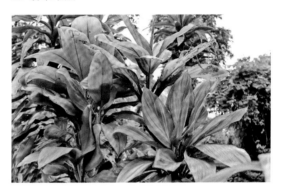

▲ 夏威夷花叶朱蕉

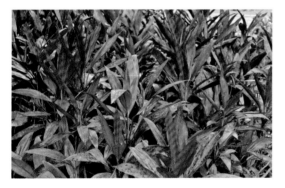

▲ 红边朱蕉

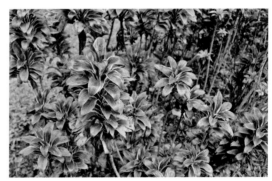

▲ 暗红朱蕉

# 40. 多叶花椒

【科属】芸香科,花椒属。

【拉丁学名】*Zanthoxylum multijugum* Franch.。

【别名】椒、大椒、秦椒、蜈蚣藤、南椒。

【哈尼族名称】杂许。

【药用部位】枝叶、果实。

【功能主治】温中止痛,杀虫止痒。用于中寒腹痛、寒湿吐泻、虫积腹痛、湿疹瘙痒、妇人阴痒等。

【哈尼族用药经验】温,辛。归脾、胃、肾经。有毒。内服:煎汤,3～6 g;或入丸、散。外用:煎水洗可含漱;研末调敷。

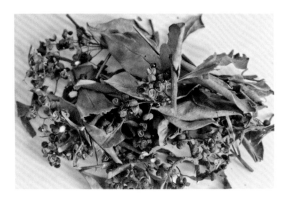

▲ 多叶花椒药材

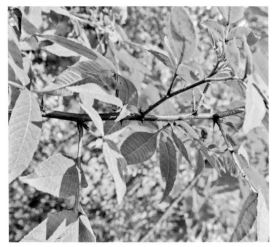

▲ 毛竹叶花椒

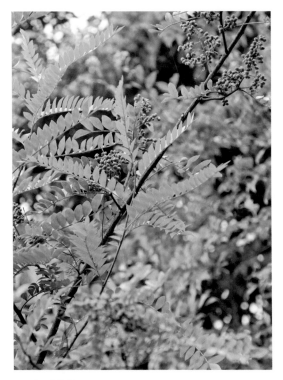

▲ 多叶花椒

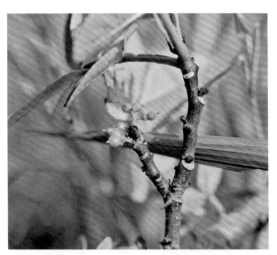

▲ 竹叶花椒

【使用注意】小剂量用药。中毒时出现口舌麻木。发现中毒时停止用药,多饮水。

【易混淆中草药】该品种在植物形态上容易与竹叶花椒 *Zanthoxylum armatum* DC.、毛竹叶花椒 *Zanthoxylum armatum* var. *ferrugineum* (Rehd. et Wils.) Huang、毛刺花椒 *Zanthoxylum acanthopodium* var. *timbor* Hook. f.、野花椒 *Zanthoxylum simulans* Hance、石山花椒 *Zanthoxylum calcicola* Huang 相混淆。

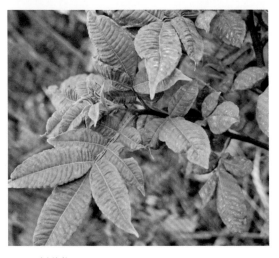

▲ 毛刺花椒

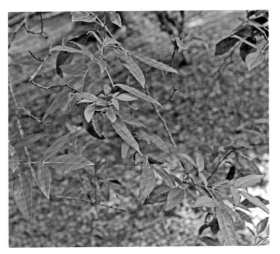

▲ 石山花椒

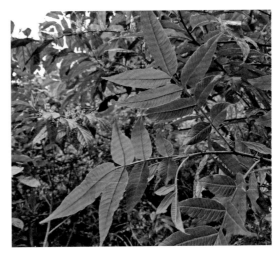

▲ 野花椒

## 【物种鉴定DSS候选标记】

| DSS序列 | 起始位置 | GC含量 |
|---|---|---|
| GTAATATATATCTATTGGAATACATACAAACGCTAATGAA | 124313-124352 | 25 |
| TATACTGCCGAACCATAGAAAAAATGCGAACCATAACATA | 9051-9090 | 35 |
| TAGAGTTCTTAATTCTCTACGACGTTTAGGGAATAAACTA | 127420-127459 | 32.5 |
| GGAATAAACTATTTTCAGGAACAAGCAAATCATAATGATT | 127449-127488 | 27.5 |
| TCAAAATATTTTCGATACAAGAATTTTTCCATATCCATAA | 128531-128570 | 22.5 |
| ATAAACAGATCTAACTTTTATCAGCAATTCCATTTCTATC | 8846-8885 | 27.5 |
| TAAGAATTCTCCAATCAAAATATTTTCGATACAAGAATTT | 128517-128556 | 22.5 |
| AGAAATAATTAAATTAATTAATATTTACTCAATTTTAATT | 49628-49667 | 7.5 |
| ATAATTTTTGAAAATAAAAAAAAAAGACGGACATTTTATC | 7205-7244 | 17.5 |
| AAAAATTTGCAATTGCAAGATTTTTCTTCTTTCAAATTAC | 77754-77793 | 22.5 |
| TTTTTCTTCTCATCGGAGTGATTTCACAAATACGTGCCAT | 106195-106234 | 37.5 |
| TTAATTCTCTACGACGTTTAGGGAATAAACTATTTTCAGG | 127428-127467 | 32.5 |
| AGCTATGGGCGAACGACGGGAATTGTGATGTTAGTTTTTA | 158578-158617 | 42.5 |
| TACTAAATCAATTATTATTATATTAATAAATTTTGATTCT | 10778-10817 | 10 |
| AGACAAAAAGTAAGAATTCTCCAATCAAAATATTTTCGAT | 128507-128546 | 25 |
| ATACTAAATCAATTATTATTATATTAATAAATTTTGATTC | 10777-10816 | 10 |

| DSS序列 | 起始位置 | GC含量 |
| --- | --- | --- |
| ATTAGAGTTCTTAATTCTCTACGACGTTTAGGGAATAAAC | 127418−127457 | 32.5 |
| AAATCAATTGCAGAAATGGAGCCATCCAAAAAAATAAAAA | 29192−29231 | 27.5 |
| TAGATTTTTTCAATAATTTTTTTTGTTCTTTTCTATCCCG | 47025−47064 | 22.5 |

# 41. 闭鞘姜

【科属】姜科,闭鞘姜属。

【拉丁学名】*Costus speciosus* (J. König) Smith。

【别名】山姜。

【哈尼族名称】麻波吗果由、妹自滋滋。

【药用部位】根茎、枝叶。

【功能主治】利水消肿,清热解毒,除风止痛。根:用于灼伤、便秘、麻风病、蠕虫感染、皮肤病、发热、哮喘、支气管炎等症。根茎:用于肺炎、风湿、水肿、黄疸、头痛及泌尿系统疾病。叶:用于发热;现代医学研究表明还可用于精神疾病。茎:用于发热及痢疾。

【哈尼族用药经验】微寒,辛、酸。归肺、膀胱经。有小毒。内服:6～15 g,水煎服。外用:适量,煎水洗;或鲜品捣敷。

【使用注意】小剂量用药。孕妇及体虚者忌服。

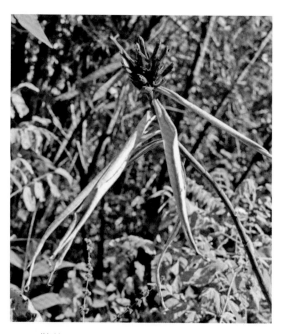

▲ 闭鞘姜

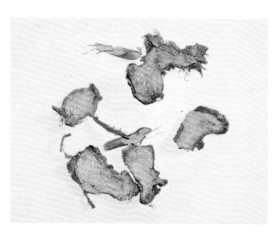

▲ 闭鞘姜药材

中毒时出现皮疹、恶心等症状。发现中毒时即刻停止用药,症状严重时及时就医。

【易混淆中草药】该品种在植物形态上容易与彩旗宝塔姜*Costus lucanusianus* J. Braun et K. Schum.、莴笋花*Costus lacerus* Gagnep.、光叶闭鞘姜*Costus tonkinensis* Gagnep.、竹节闭鞘姜*Costus stenophyllus* Standl. et L. O. Williams、红杆闭鞘姜*Costus laevis* Ruiz et Pav.、宝塔姜*Costus barbatus* Suess.、穗花闭鞘姜*Costus spicatus* (Jacq.) Sw.、鳞甲姜*Costus spiralis* (Jacq.)

Roscoe、大苞闭鞘姜 *Costus dubius* (Afzel.) K. Schum.、红花闭鞘姜 *Costus curvibracteatus* Mass 相混淆。

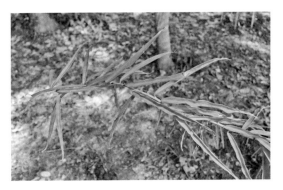

▲ 竹节闭鞘姜

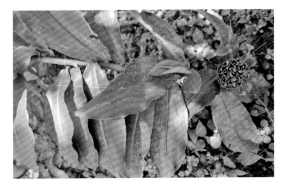

▲ 彩旗宝塔姜

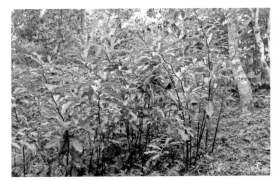

▲ 红杆闭鞘姜

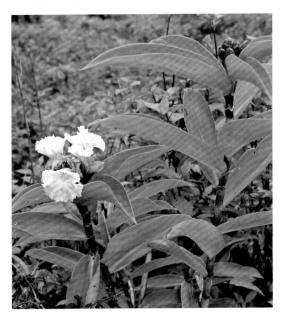

▲ 莴笋花

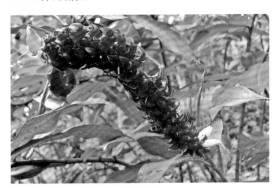

▲ 宝塔姜

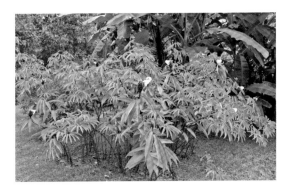

▲ 光叶闭鞘姜

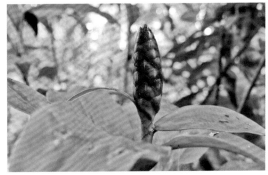

▲ 穗花闭鞘姜

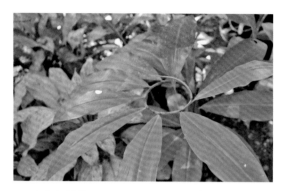

▲ 大苞闭鞘姜

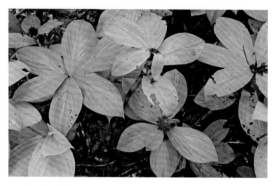

▲ 红花闭鞘姜

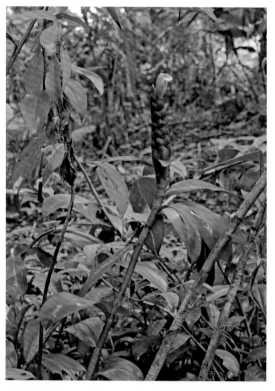

▲ 鳞甲姜

# 42. 羊角拗

【科属】夹竹桃科,羊角拗属。

【拉丁学名】*Strophanthus divaricatus* (Lour.) Hook. et Arn.。

【别名】羊角纽、羊角藤、倒钓笔。

【哈尼族名称】彻托。

【药用部位】枝叶。

【功能主治】祛风湿,通经络,解疮毒,杀虫。用于跌打扭伤、风湿性关节炎、风湿肿痛、小儿麻痹后遗症、痈疮、疥癣蛇咬伤等症。现在医学研究结果表明还可用于血管硬化。

【哈尼族用药经验】苦,寒。有毒。

用于风湿肿痛:羊角拗叶20～50 g,煎汤温洗。

【使用注意】羊角拗全株植物含毒。小剂量用药。中毒时会出现脉象紊乱、呕吐、腹泻、神经性失语、幻觉、神志迷乱等症状。发现中毒时应即刻停止用药、洗胃,严重时及时就医。

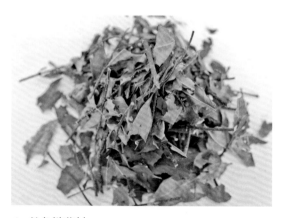

▲ 羊角拗药材

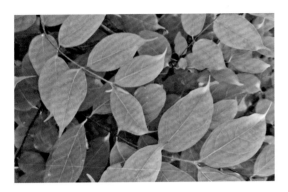

▲ 羊角拗

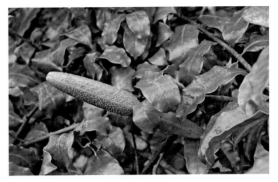

▲ 云南羊角拗

【易混淆中草药】该品种在植物形态上容易与西非羊角拗 *Strophanthus sarmentosus* DC.、云南羊角拗 *Strophanthus wallichii* A. DC.、旋花羊角拗 *Strophanthus gratus* (Wall. et Hook.) Baill.、箭毒羊角拗 *Strophanthus hispidus* DC.相混淆。

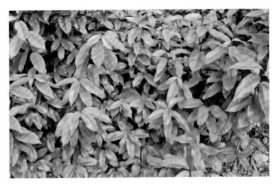

▲ 旋花羊角拗

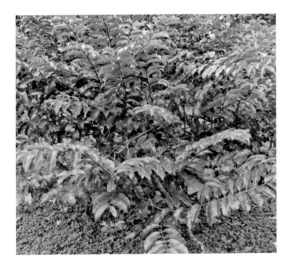

▲ 西非羊角拗

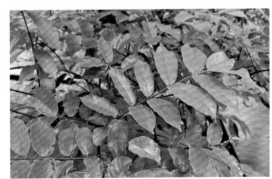

▲ 箭毒羊角拗

【物种鉴定DSS候选标记】

| DSS序列 | 起始位置 | GC含量 |
| --- | --- | --- |
| ACTTGAATTTTAGACCCTTAATTACCATTACCTTTTTAAG | 10013−10052 | 27.5 |
| GCTAAAAGATCATATCTATAGTTTTTTTGAAAATTCTCTT | 126630−126669 | 22.5 |
| CAGGGCGGATTGAAATTTTAAAGCAGACTCCCCATTCATT | 95183−95222 | 42.5 |
| TTTCTTGGAACTGAGGTTTATTAGTTTTTACGTAAGTACG | 10180−10219 | 32.5 |

| DSS序列 | 起始位置 | GC含量 |
|---|---|---|
| CTGCTCCTGTATAAGGAGCAAGATATTGTAATGTAGCGGG | 10870-10909 | 45 |
| CTCAAAGGTAAGTAAATATATCCGAAACATATAAAATGCG | 112307-112346 | 30 |
| AAGGGCCCAACGAATTCCTAATTGGAATTAGGAGATCCTT | 17801-17840 | 42.5 |
| AGGAATTGTGGAATTCTTGCCTTTGAGTAGGAATATATGG | 17995-18034 | 37.5 |
| TCCACTTTTGTGGTATTAATCCCGACCATCTAATACGAGA | 126781-126820 | 40 |
| TGCGAAATAAGAAATTATATTCTGTTATCTATTATAGGTG | 70515-70554 | 25 |
| TTGGAACGGTTGATCTTTTTTATTTAATTTTTTTGACTC | 33048-33087 | 25 |
| CTTGGACCAGAAAAACCCGTGCTCAAAAAGAAAAATATCT | 118466-118505 | 37.5 |
| AGAAATTCTCAGATAAAATTAGCTAAAGGAAAACAAAAAA | 4464-4503 | 22.5 |
| GCTGATACCTTCTTCTCAGTTCCTTCTTCCATAACCTGAG | 130449-130488 | 45 |
| TAAGACTGTAAAGAAAAGGATTACCCCAATCTGCATAGTA | 67770-67809 | 35 |
| ATAAATAAGAGAATACTAAAGATCCGAGCCATAGAATTTA | 129945-129984 | 27.5 |
| TAAATATTTCATGACTTTATTGATCTGACCAGGAAAAGAG | 120025-120064 | 30 |
| ATAAAAGAAAGTTCCGTACTGCAGGAAAAATTTCATAGAT | 28162-28201 | 30 |
| CTTTGAGTAGGAATATATGGAGGAAAACGGATTGATATTG | 18015-18054 | 35 |

## 43. 灯心草

【科属】灯心草科,灯心草属。

【拉丁学名】*Juncus effusus* L.。

【别名】虎须草、赤须、灯心、灯草。

【哈尼族名称】咱克、加克。

【药用部位】全草。

【功能主治】利尿通淋,清心降火。用于淋证:
本品甘淡能渗湿,性寒能清热。用于心烦失眠,
口舌生疮:本品性寒,既能入心清心火,又可利
尿泄热以引导心火下降。

【哈尼族用药经验】微寒,甘、淡。归心经。有
毒。内服:1～3 g,水煎服。

　　用于破伤出血:灯心草嚼烂敷之,立止。

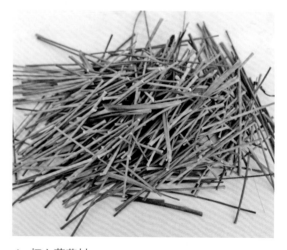

▲ 灯心草药材

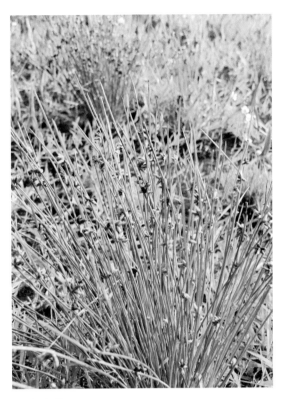

▲ 灯心草

【使用注意】小剂量用药。剂量过大时出现多尿、肠胃胀气等症状。发现中毒时可多饮水,按摩腹部促进胀气排放。

【易混淆中草药】该品种在植物形态上容易与野灯心草 *Juncus setchuensis* Buchen. 相混淆。

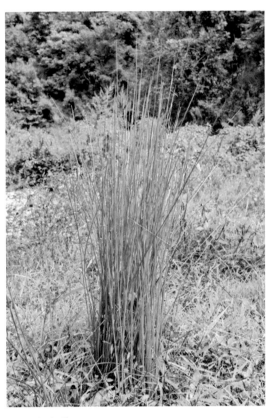

▲ 野灯心草

【物种鉴定DSS候选标记】

| DSS序列 | 起始位置 | GC含量 |
|---|---|---|
| GAGTGCTTAAAAGCAAAAATCAATGACGACAAAGAAATCA | 151339−151378 | 32.5 |
| CTTGAGTCATTGATAAACAGTTTGTTGGACAATACTCGAC | 129991−130030 | 37.5 |
| TCTCAACGAGGCAACCGTATTTCTTTTGGCAGATATGGTC | 2649−2688 | 45 |
| TCATTAGTCGTTTTTTCAATAAAAATAATGGTAATAAAAA | 70932−70971 | 17.5 |
| TCAAGTACTTCAATTCTATTTAATAGATAAAAATAGGGGG | 62088−62127 | 27.5 |
| TTTCCCTCTTTTATCATTGACATATTTCTCATTCAGGAGT | 114791−114830 | 32.5 |
| GATTCTCAAAAACTTATGATGAATTCAATTCCAATTTTTT | 125855−125894 | 22.5 |
| CTATAAGTATGAAACCCATATGAGATACAGAAGAATATGC | 126558−126597 | 32.5 |
| GTGTCGAGCATCAACCATTATCCCGCCAGTTGGCCATAGA | 113866−113905 | 52.5 |

| DSS序列 | 起始位置 | GC含量 |
|---|---|---|
| AATCTCTTTTTTTCCTCAGATTTCGAAATATAGAATTTCA | 120117－120156 | 25 |
| CCATTTATCAGAGAAAACCCAATATTCGAACTATTCTTCC | 110942－110981 | 35 |
| ATTTGATTACTCTAATTTGTTCTAATTGCTTTTGTTAATT | 23251－23290 | 20 |
| AATCGTGGTGGGGATCCGTTCTGACATTTTTGTGGTTATT | 152650－152689 | 42.5 |
| AGATTACTAGTTTAATATATTTTAGAATAAAATGATTGAT | 5379－5418 | 15 |
| ATATCGATATCCCCCCCATTTCTTCAAGATAAACAAGACG | 126405－126444 | 40 |
| AGAGTCTTTCAGTGGCATGTTTCGGTCCTCTTTCTCATTA | 146480－146519 | 42.5 |
| TTTCAGCTTGATGCAGATAGCTAAAATCTCTTCCGTTTTA | 9512－9551 | 35 |
| ACTATCTTTATGGGGTAAAAATACATTAGATAGAATAAAT | 122668－122707 | 22.5 |
| CTTATTTCTTTTTCGATTGTTCTGGATCAATAAAATAATC | 48919－48958 | 25 |

# 44. 红花山牵牛

【科属】爵床科,山牵牛属。

【拉丁学名】*Thunbergia coccinea* Wall.。

【别名】老鸦嘴、大花山牵牛、大花老鸦嘴。

【哈尼族名称】车托托耶。

【药用部位】藤茎。

【功能主治】散瘀止痛,消肿生肌。用于跌打损伤、骨折、经期腹痛、腰肌劳损、肿胀、枪炮伤。

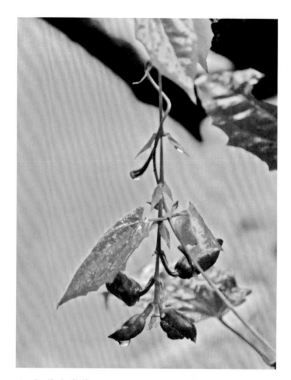

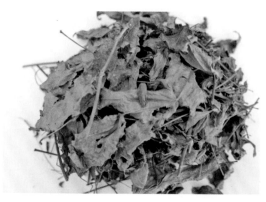

▲ 红花山牵牛药材

▲ 红花山牵牛

【哈尼族用药经验】微寒,辛、微苦、甘。有小毒。内服:煎汤,6～12 g。外用:鲜品适量,捣敷。

【使用注意】小剂量用药。中毒时常发生便秘。发现中毒时及时停药,多饮水,多运动。

【易混淆中草药】该品种在植物形态上容易与灌状山牵牛 *Thunbergia affinis* S. Moore、桂叶山牵牛 *Thunbergia laurifolia* Lindl.、直立山牵牛 *Thunbergia erecta* (Benth.) T. Anders 相混淆。

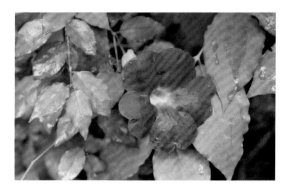

▲ 灌状山牵牛

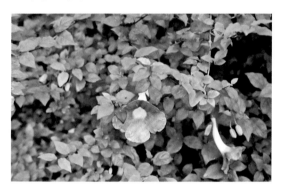

▲ 直立山牵牛

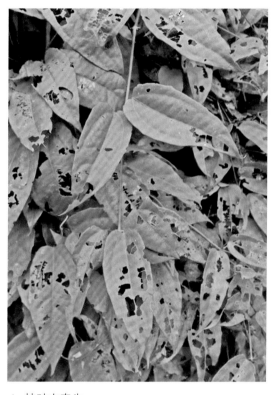

▲ 桂叶山牵牛

# 45. 红豆蔻

【科属】姜科,山姜属。

【拉丁学名】*Alpinia galanga* (L.) Willd.。

【别名】草蔻、大草蔻。

【哈尼族名称】阿自兹兹。

【药用部位】果实、枝叶、根。

【功能主治】散寒燥湿,解酒毒,化湿消痞,行气温中,开胃消食。用于湿浊中阻、不思饮食、湿温初起、胸闷不饥、寒湿呕逆、胸腹胀痛、食积不消。

【哈尼族用药经验】辛,热。归肺经、脾经、胃

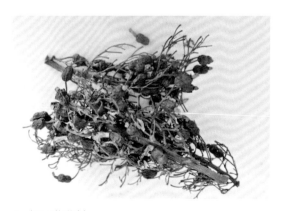

▲ 红豆蔻药材

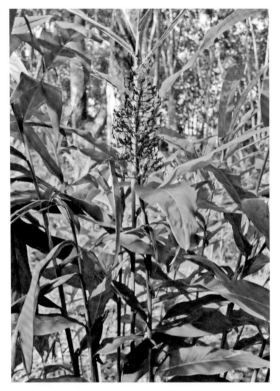

▲ 红豆蔻

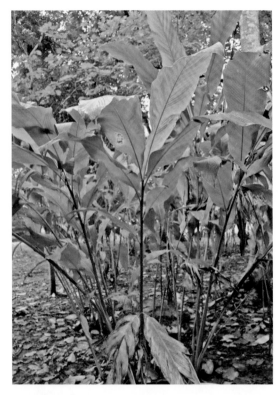

▲ 九翅豆蔻

经。有小毒。

　　用于胃寒所致疼痛、呕吐：红豆蔻末 5 g，黄酒适量送服。

【使用注意】小剂量用药。小部分患者出现皮疹。发现中毒时停止用药，多喝水促排泄。

【易混淆中草药】该品种在植物形态上容易与九翅豆蔻 Amomum maximum Roxb.、节鞭山姜 Alpinia conchigera Griff.、益智 Alpinia oxyphylla Miq.、黄姜花 Hedychium flavum Roxb.、爪哇白豆蔻 Amomum compactum Solander ex Maton、疣果豆蔻 Amomum muricarpum Elm.、单叶拟豆蔻 Elettariopsis monophylla (Gagnepain) Loesener、长柄山姜 Alpinia kwangsiensis T. L. Wu et Senjen、草豆蔻 Alpinia hainanensis K. Schumann、花叶艳山姜 Alpinia zerumbet 'Variegata'、多毛姜 Zingiber densissimum S. Q. Tong & Y. M. Xia、宽唇山姜 Alpinia platychilus K. Schumann、黑果山姜 Alpinia nigra (Gaertn.) Burtt 相混淆。

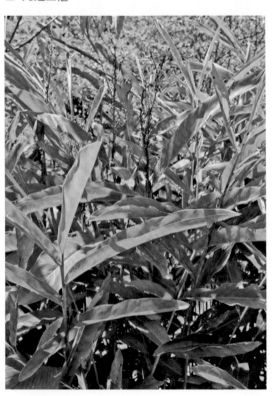

▲ 节鞭山姜

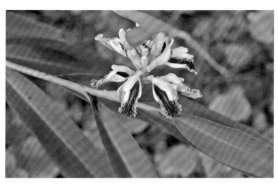

▲ 益智

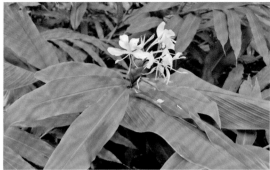

▲ 黄姜花

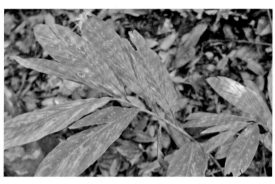

▲ 爪哇白豆蔻

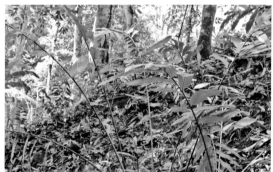

▲ 疣果豆蔻

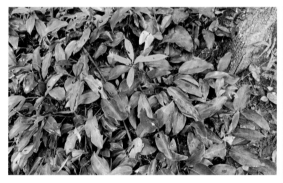

▲ 单叶拟豆蔻

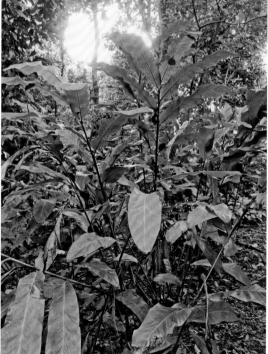

▲ 草豆蔻

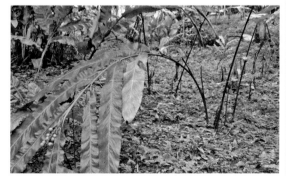

▲ 长柄山姜

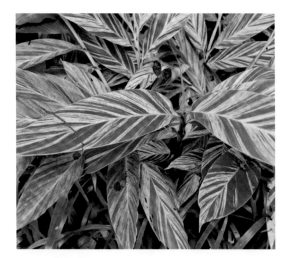

▲ 花叶艳山姜

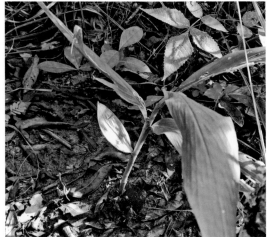

▲ 多毛姜

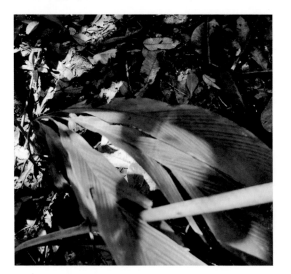

▲ 宽唇山姜

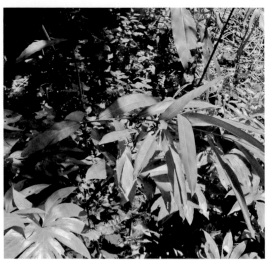

▲ 黑果山姜

【物种鉴定DSS候选标记】

| DSS序列 | 起始位置 | GC含量 |
|---|---|---|
| GACAACCCTACTTCATACGTATGAGAACGGAAATGAAACA | 27522-27561 | 40 |
| CATGGAGTATATAGGCTTTATCCATTTTTTCTTAATTTTG | 45475-45514 | 27.5 |
| GGATACCTGAATTACCATAAGCACTAGGCACAAACATCGC | 21314-21353 | 45 |
| TCTGAATTCAGGGAAGAATCTAAGTTTAAGATTTGATTTT | 129768-129807 | 27.5 |
| AATTCTACAATCAAAATATTTCCTATTCGGATTTTGATGC | 130080-130119 | 27.5 |
| CAAGTTTAAACCTTTCTATTTTTTTTTATTGATAATATAT | 5607-5646 | 15 |

续　表

| DSS序列 | 起始位置 | GC含量 |
|---|---|---|
| ATTGACATATTTTTTTTTATTGTATTTTATATTTATTTGG | 129120－129159 | 12.5 |
| ATATAACCTTTTCCCATTTTTTGAATATAAATGTAGTTTT | 50918－50957 | 20 |
| CTTTGTCTTGGGTTCTCTATCCTCTATAAAAAGGTAATTA | 53059－53098 | 32.5 |
| ACGGCTCGAACTCGAGAAAAAAAAAATTGCATTCGTACTC | 5207－5246 | 40 |
| GTAAATCTTACCATTCATTATATTATATATATAATATATA | 118194－118233 | 12.5 |
| AAAAAAGTGTATGGAACCTAAACAAAAATGTGATAGATCG | 70404－70443 | 30 |
| TACCTGCTCTACAATCTCAATGGTTAATGATGCACGTAAG | 119339－119378 | 40 |
| GGAATGAAGTATGGATCGACCCCATATCCTATATATAATA | 45108－45147 | 35 |
| CTCTTGTTTTAAAGGGGTTGTGAATCTAGAATATTCTTAT | 124519－124558 | 30 |
| ATAAAATTAGGATACCGGAGGAGGAGGAGGAGGATCACCA | 83627－83666 | 47.5 |
| CTACAAAATACCTGTGTTGTTTTCCATATCTTAGTTTTTT | 69789－69828 | 27.5 |
| TCAAATTCAAACTCGTTACTTCCTTCATTGTTCAGATAAA | 33267－33306 | 30 |
| CTAACTATAACCTCCCCTGCCCTTCTTTTTTTTATAATTC | 14876－14915 | 35 |

## 46. 苏木

【科属】豆科,云实属。

【拉丁学名】*Caesalpinia sappan* L.。

【别名】苏枋,苏方,苏方木。

【哈尼族名称】耶、思比腊聂。

【药用部位】茎秆。

【功能主治】行血祛瘀,消肿止痛。用于经闭痛经、产后瘀阻、胸腹刺痛、外伤肿痛。

【哈尼族用药经验】平,甘、咸。归心、肝、脾经。有毒。

　　用于血晕:苏木 25 g,煎水,加童便一杯,顿服。

【使用注意】小剂量用药。孕妇、大便不实者忌用。中毒时出现出血、便秘等症状。发现中毒应即刻停止用药,多饮水促进药物排泄,症状严

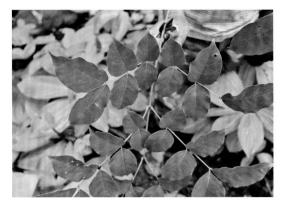

▲ 苏木

重时及时就医。

【易混淆中草药】该品种在植物形态上容易与见血飞 *Caesalpinia cucullata* Roxb. 相混淆。

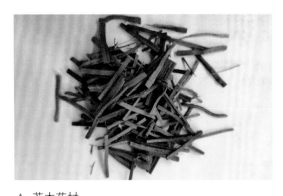

▲ 苏木药材

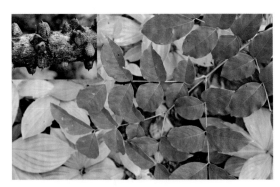

▲ 见血飞

【物种鉴定DSS候选标记】

| DSS序列 | 起始位置 | GC含量 |
| --- | --- | --- |
| TCTATATATATATTTCTATATATATATGGAAAGTTTAAAA | 114987－115026 | 12.5 |
| CCACCGGAGCGCCTTCTACTTCTAATAGGCCATGAACTAG | 151903－151942 | 52.5 |

续　表

| DSS序列 | 起始位置 | GC含量 |
| --- | --- | --- |
| GTATTATATATTATAAAATTATAAATATAATTTATTATAA | 11325-11364 | 2.5 |
| ATAATCATATATTTTATTTTGGTATTTGGTATAACGTACA | 55460-55499 | 20 |
| TTATATATAATTTATAATAATTTATATAATATTTATATAA | 7259-7298 | 0 |
| TACGTATAATAAAAATGAAATAAAAATGAAAAGAATTTG | 50842-50881 | 15 |
| CCGGGATAAGGAATAAACAAACCATGGATAAATCTAAGCG | 73000-73039 | 40 |
| CTATTATTTTCTATCTTTTATTAATTCTTTTATTAATTTA | 85732-85771 | 10 |
| GGATCAAACACCTTACCCTTTTTTTTTTGTTGGTCCCTT | 49304-49343 | 40 |
| TAATCTAATTAATTATATTTATATTGTGCCCCCAGAAAAA | 68632-68671 | 22.5 |
| AAGAAAAAGAGAATCGGTGAAGAAGAATAAATCTTTTTTT | 73436-73475 | 25 |
| CTTTCCAAAGCCTGTTGAATAATTTTTATGGATTCCACCA | 127878-127917 | 35 |
| TGTGGGATTAATCTAGACCATCCACTTTGAGATAAATCGT | 131108-131147 | 37.5 |
| TCGACCTTCTTTAATTAAAAATGAAACTTCATACACCTTA | 56503-56542 | 27.5 |
| AGGCTTATAAATTATCCCGTTTTCGTCCATTAAATAATAT | 19308-19347 | 27.5 |
| TAAGTTTTTCTACTCACCTTTTTCTTTTATTGATTCTTAT | 57142-57181 | 22.5 |
| AATAAGTACATTAAGATTAAGTACATTATGTCAGAATTGA | 115699-115738 | 22.5 |
| CATTTATGGATCTAATGGATATATCATTGAATTAATATTA | 129345-129384 | 20 |
| CAATTATCTTTATCTTAAAGAACAAAATGTTTGTTATGTT | 8091-8130 | 20 |

# 47. 杜鹃

【科属】杜鹃花科,杜鹃花属。

【拉丁学名】*Rhododendron simsii* Planch.。

【别名】杜鹃花、山石榴。

【哈尼族名称】阿杜杜聂。

【药用部位】枝叶、根、花。

【功能主治】祛除风湿,安神去燥。用于吐血、衄血、月经不调、崩漏、风湿痛、跌打损伤。

【哈尼族用药经验】温,酸、甘。归肺经。有毒。

内服:根5～10 g,水煎服。

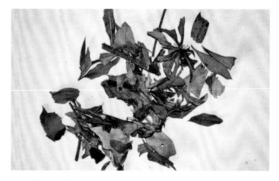

▲ 杜鹃药材

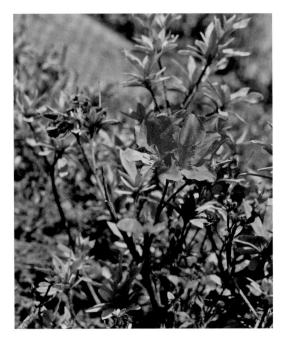

▲ 杜鹃

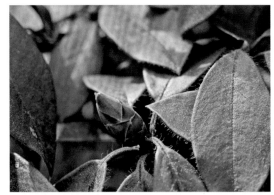

▲ 睫毛萼杜鹃

【使用注意】小剂量用药。中毒时出现口舌麻木,现代医学研究表明还可出现直立性低血压等症状。发现中毒应即刻停止用药、催吐,严重时及时就医。

【易混淆中草药】该品种在植物形态上容易与亮毛杜鹃 *Rhododendron microphyton* Franch.、睫毛萼杜鹃 *Rhododendron ciliicalyx* Franch.、毛棉杜鹃花 *Rhododendron moulmainense* Hook. f.、红马银花 *Rhododendron vialii* Delavay et Franch. 相混淆。

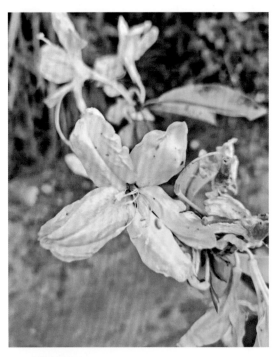

▲ 毛棉杜鹃花

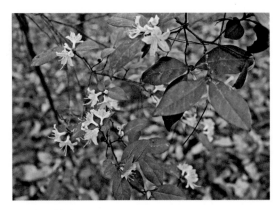

▲ 亮毛杜鹃

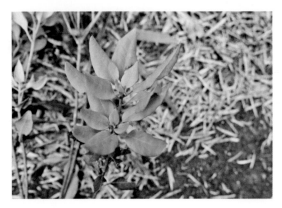

▲ 红马银花

【物种鉴定DSS候选标记】

| DSS序列 | 起始位置 | GC含量 |
|---|---|---|
| AATAATTGAACTCTTTCATTTAAAGAATAAATAGGGAATA | 105132−105171 | 20 |
| AAAAGAGTCCGGACCCCATAAGAGAATTGAGTATTGTGTT | 49792−49831 | 40 |
| TATGAAAAAGTAATAAGAATGAGGGGTGTTAAGCTTTTTA | 140122−140161 | 27.5 |
| TGACTGGGGGGGACACCAAAAGCTCTGCCCTTCCATACCT | 140350−140389 | 57.5 |
| CGATCCTTTTCTGTATTCTGAAAATACCTTGGCATTTTTG | 92076−92115 | 35 |
| AGTATTCGTATTATTAGTCTGATAAGTCGATCCTTTTCTG | 91965−92004 | 32.5 |
| GATTTTAAGATAACTTTTTTAATTAGGGGAGTCATTCGGT | 69021−69060 | 30 |
| AATCCATGTATTATGTCTTTTTTTTTCCTTTTAGTAAGTA | 20801−20840 | 22.5 |
| AATTAATGTTCTTATTCAAGAATGAGACACTAACTAGCCA | 92936−92975 | 30 |
| GCACACTAATTGGTAAACTGCTACTATTCAACTACTAATA | 3767−3806 | 32.5 |
| CCTTCTCTTTGCACTATTTTATTTATGTTAAATATTTATT | 150013−150052 | 20 |
| TAGGAAACATTGAATCTTCATATTTTCTAATATGAGACTC | 90674−90713 | 27.5 |
| AGAAATATATCGATTCTATTTCTTTTATTATAAAAAAAAA | 127904−127943 | 12.5 |
| ATATTTTTTTTATAAATTATATATATATATATAGAAAAAA | 8854−8893 | 2.5 |
| TTTTTTTTTAATATTAACTCGATTATCTAAGTCATTTTTT | 82147−82186 | 15 |
| GGGTTACTGGACGTGCTAGTTTGATGTAGCCCATTTGATG | 121108−121147 | 47.5 |
| AGTAAATACTTATTAAAAGTCAAAAAAGAAGACATATTCC | 89749−89788 | 22.5 |
| GCTTATCGAGCTGATGTACTTATTATTAAACTGAATCCAT | 19542−19581 | 32.5 |
| AAACATAAACAAGCCAGAAAAATTAAAATTAAAATATTTG | 90408−90447 | 17.5 |

# 48. 冷水花

【科属】荨麻科,冷水花属。

【拉丁学名】*Pilea notata* C. H. Wright。

【别名】水麻叶、土甘草、山羊血、白山羊、甜草。

【哈尼族名称】鳄得得脖。

【药用部位】全草。

【功能主治】清热利湿,破瘀消肿。用于湿热黄疸、肺痨、跌打损伤、外伤感染。

【哈尼族用药经验】凉、淡、微苦。归肺经。有

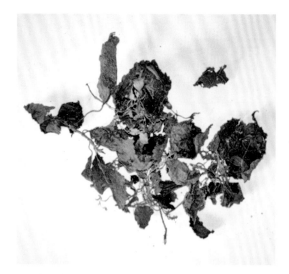

▲ 冷水花药材

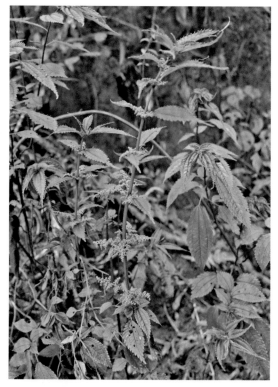

▲ 疣果冷水花

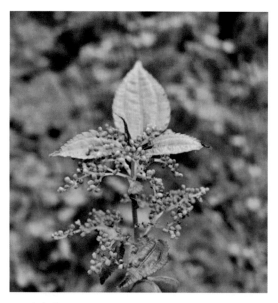

▲ 冷水花

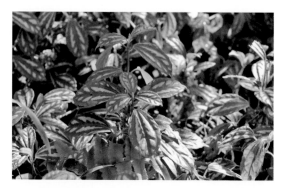

▲ 花叶冷水花

毒。内服：煎汤，15～30 g；或浸酒。外用：适量，捣敷。

【使用注意】孕妇忌用。

【易混淆中草药】该品种在植物形态上容易与疣果冷水花 *Pilea verrucosa* Hand.-Mazz.、花叶冷水花 *Pilea cadierei* Gagnep. et Guill、鱼眼果冷水花 *Pilea longipedunculata* Chien et C. J. Chen、石筋草 *Pilea plataniflora* C. H. Wright、粗角楼梯草 *Elatostema pachyceras* W. T. Wang 相混淆。

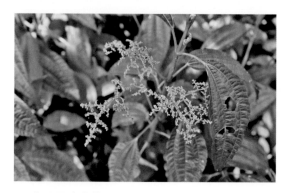

▲ 鱼眼果冷水花

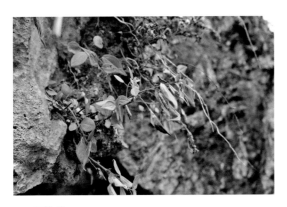

▲ 石筋草

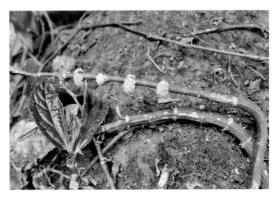

▲ 粗角楼梯草

# 49. 鸡矢藤

【科属】茜草科,鸡矢藤属。

【拉丁学名】*Paederia foetida* L.。

【别名】鸡屎藤、斑鸠饭、女青、主屎藤、却节。

【哈尼族名称】阿哈时那企。

【药用部位】枝叶。

【功能主治】祛风活血,止痛解毒。用于风湿筋骨痛、跌打损伤、外伤性疼痛、腹泻、痢疾、消化不良、小儿疳积、肺痨咯血,以及肝胆、胃肠绞痛。现代医学研究结果表明还可用于黄疸型肝炎、支气管炎、放射反应引起的白细胞减少症、农药中毒;外用于皮炎、湿疹及疮疡肿毒。

【哈尼族用药经验】平,苦、涩。归心,肝、脾、肾经。有小毒。内服:煎汤,10～15 g,大剂量20～60 g;或浸酒。外用:捣敷;或煎水洗。

【使用注意】小剂量用药。孕妇忌用。中毒时出现恶心、呕吐等症状。发现中毒及时停止用药、催吐,症状严重时及时就医。

【易混淆中草药】该品种在植物形态上容易与绒毛鸡矢藤 *Paederia lanuginosa* Wall.、云南鸡矢藤 *Paederia yunnanensis* (Lévl.) Rehd.、鸡眼藤 *Morinda parvifolia* Bartl. et DC.、线叶鸡矢藤 *Paederia linearis* Hook. f. 相混淆。

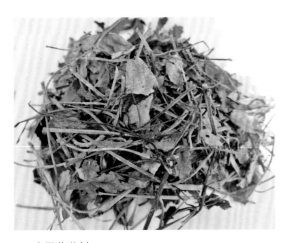

▲ 鸡屎藤药材

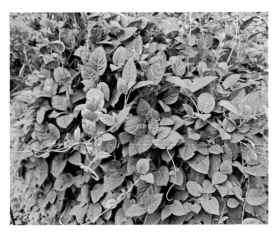

▲ 绒毛鸡矢藤

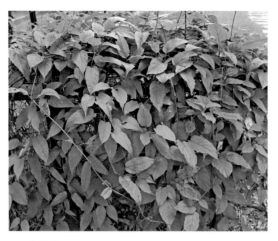

▲ 鸡屎藤

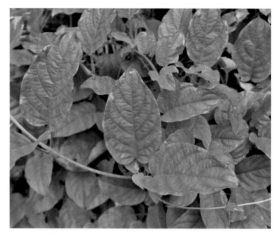

▲ 云南鸡矢藤

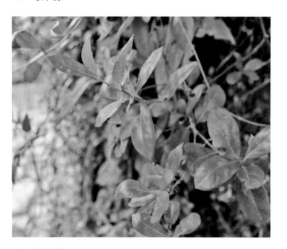

▲ 鸡眼藤

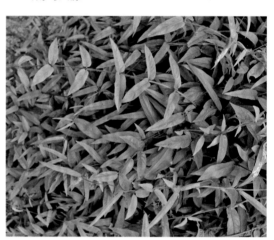

▲ 线叶鸡矢藤

【物种鉴定DSS候选标记】

| DSS序列 | 起始位置 | GC含量 |
|---|---|---|
| ACATTCTTTTCCAGCGATGTTTTTATTTTCACTAACAACA | 124299−124338 | 30 |
| ATTCATTTTAAAGCTTCTATAATCCCTTCCCGAACCAAAC | 12301−12340 | 35 |
| TTTTTACTGCAAATTTTTAAGCCGTTTCGTTCACCCATAT | 120725−120764 | 32.5 |
| ATTTTTGCATCTTGCATCATATTCTCACGCAAGGAATGTT | 79177−79216 | 35 |
| CTAGGGCGTTTATAACACGTCCCAAATAAGCCTCACCCAC | 11473−11512 | 50 |
| TTTTTTGAAACAAAACAAAAAAAATAATGCCTACAGTACA | 11826−11865 | 22.5 |
| GATTATATATATATAATATTACTACTTGCATAAGTAGGAG | 9367−9406 | 22.5 |
| ATAATGTTCCTCACCAACGATCCGAGGCTGAAGCATGGTT | 52594−52633 | 47.5 |

续 表

| DSS序列 | 起始位置 | GC含量 |
|---|---|---|
| ATCTTTCAAAAAGAATGTTAATACTTCATATCAAAAGGTT | 48158-48197 | 22.5 |
| CAAAGTATGTTGTTTGCGGTACATAAAAAATTCAGCTAGA | 11036-11075 | 32.5 |
| ATTAAAATAGAACAATAAATATGATAAACTTTTACTCACT | 6532-6571 | 17.5 |
| ATTTCACTGCGAAATAAGAAATAGTGGGTTCCATCGTTTC | 68566-68605 | 37.5 |
| GTTCTTTTTTTCCATAAAAAGAGAGGCGTTCAAGAAAAAA | 2664-2703 | 30 |
| AAAGATAAGTGGATATAGAAAGACTGGCTGTTGAGATCTA | 3349-3388 | 35 |
| GCGTTCAAGAAAAAATACAAAAGATGTTGATCGCAAATGA | 2689-2728 | 32.5 |
| GTTCCTATCATTATTTGAAGAAAATAGTAAAGTACATATT | 6276-6315 | 22.5 |
| ATAGAACAAAGTGATAGCCGAACGGAATTACTGAATAGCT | 121069-121108 | 37.5 |
| CTAGTAAGCAGCTTATAAATAAATCCTATATTTAGATACC | 117099-117138 | 27.5 |
| CTGGGTAGCTGACCCTCTTATTCCGTTCTTTCCAGATTAG | 68787-68826 | 47.5 |

# 八　画

## 50. 茅瓜

【科属】葫芦科,茅瓜属。

【拉丁学名】*Solena amplexicaulis* (Lam.) Gandhi.。

【别名】老鼠瓜、老鼠黄瓜、老鼠香瓜、狗黄瓜、野黄瓜、老鼠拉冬瓜。

【哈尼族名称】哦哈爬阿。

【药用部位】根。

【功能主治】清热解毒,化瘀散结,化痰利湿。用于疮痈肿毒、烫火伤、肺痈咳嗽、咽喉肿痛、水肿腹胀、腹泻、痢疾、酒疸、湿疹、风湿痹痛。

【哈尼族用药经验】寒,甘、苦、微涩。归肺、肝、脾经。有毒。内服:煎汤,15～25 g,或研末;或浸酒。外用:适量,鲜品捣敷。

【使用注意】小剂量用药。中毒时出现便秘、头晕等症状。发现中毒应停止用药,严重时及时就医。

【易混淆中草药】该品种在植物形态上容易与木鳖子 *Momordica cochinchinensis* (Lour.) Spreng.、红花栝楼 *Trichosanthes rubriflos* Thorel ex Cayla 相混淆。

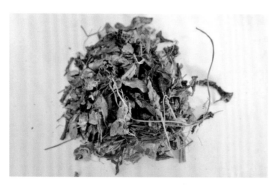

▲ 茅瓜药材

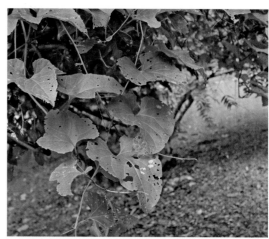

▲ 木鳖子

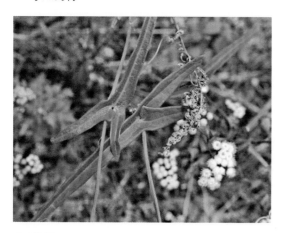

▲ 茅瓜

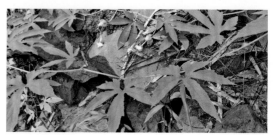

▲ 红花栝楼

# 51. 板蓝

【科属】爵床科,马蓝属。

【拉丁学名】*Strobilanthes cusia* (Nees) Kuntze。

【别名】靛青根、蓝靛根、大青根、板蓝根。

【哈尼族名称】木爬。

【药用部位】全草。

【功能主治】清热解毒,凉血消斑,利咽止痛。用于温毒发斑、舌绛紫暗、痄腮、喉痹、丹毒、痈肿。现代医学研究结果表明还可用于腮腺炎、流行性乙脑。

【哈尼族用药经验】苦,寒。归心、胃经。有小毒。内服:煎汤,15～30 g,大剂量可用60～120 g;或入丸、散。外用:适量,煎汤熏洗。

【使用注意】小剂量用药。体虚而无实火、热毒者忌服,脾胃虚寒者慎用。中毒时出现头晕等症状。发现中毒及时停用,多休息。

【易混淆中草药】该品种在植物形态上容易与球花马蓝 *Strobilanthes dimorphotricha* Hance、肖笼鸡 *Tarphochlamys affinis* (Griff.) Bremek.、直立马蓝 *Strobilanthes erecta* C.B.Clarke、糯米香 *Strobilanthes tonkinensis* Lindau、尖药花 *Strobilanthes tomentosa* (Nees) J. R. I. Wood、叉花草 *Strobilanthes hamiltoniana* Steud. 相混淆。

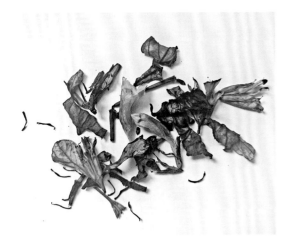

▲ 板蓝药材

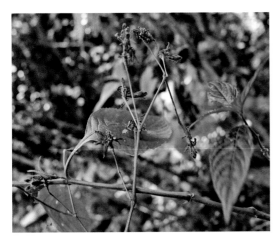

▲ 球花马蓝

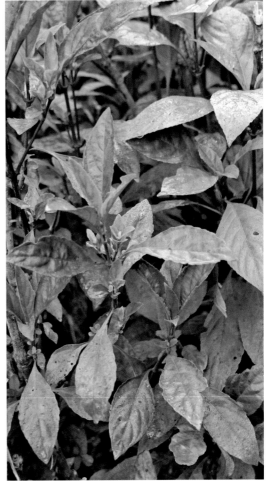

▲ 板蓝

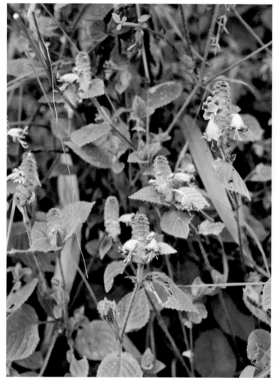

▲ 肖笼鸡

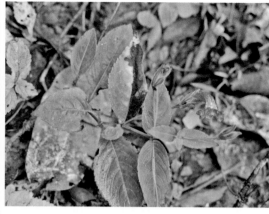

▲ 直立马蓝

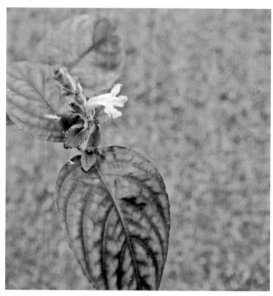

▲ 糯米香

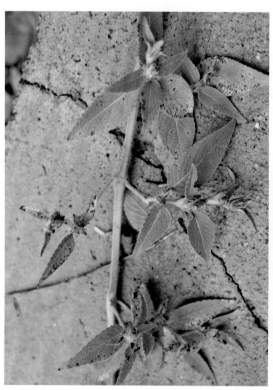

▲ 尖药花

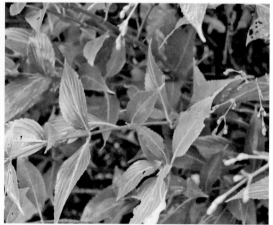

▲ 叉花草

【物种鉴定DSS候选标记】

| DSS序列 | 起始位置 | GC含量 |
|---|---|---|
| AAATTTCCAGGAATTAGTCACTTCAACAGCCCTCGATGGT | 43862−43901 | 42.5 |
| TATGTATTTTTCGTTGGGGATTTCCTGGAAAAAATCGTCG | 60634−60673 | 37.5 |
| TATTTCGTTTTAGCTTTTTTCCCACTTTCAGAAGAAGAAA | 42872−42911 | 30 |
| TTATTATTATTAATTAATAATAATAATTAATTTTATAATA | 59674−59713 | 0 |
| TAATAATAATTAATTTATAATAATAATAACTATAAACTA | 59691−59730 | 5 |
| TTAAATAATCTCTTTCTAGTTGCTCTGGAACAATTAGGAG | 89977−90016 | 32.5 |
| TAATGGCATTATTAATTGGAAATGCATTTTCGAGGATTTG | 2200−2239 | 30 |
| GATGAAAAAAAAAATGGATATTTAACCCCATTTAACTCTC | 120486−120525 | 27.5 |
| TTATATCTGGTCTTGTTTCCACTTTTCCAGTTATTCTTGA | 62301−62340 | 32.5 |
| TTACCCCCCCCCCTTTTATTTATCTCATTTAAAATTCTAT | 4910−4949 | 32.5 |
| GAGTGGGGTATTGGTATACATACCACAAGATTTAAATGTG | 2823−2862 | 37.5 |
| TCTTTCTTTTCTTTTTTTGAGTAGAATATGATTTGAAGTA | 27234−27273 | 22.5 |
| CTAACTTTAATATTAAGTACGTTCGTCGTCGAATTAGATC | 26764−26803 | 32.5 |
| AAATAATATCTCATAATAATAAAAATAAATAAAAAAAAAT | 54645−54684 | 5 |
| AACAAAAAAGAGATATAGATACAATTAAAATAAATGAAAT | 4021−4060 | 15 |
| TTTCTTGCTAAGTGTAATTTGTTGAACATAGATCCATTTT | 18139−18178 | 27.5 |
| ATCGCCCTTTCCTAGATAATTATTACTAGGGATGTTCCTC | 124458−124497 | 40 |
| CTCCTATGTTCGAAGCAAGATGTTGCTGAATTAGCCCACG | 21383−21422 | 47.5 |
| CGTTGAGTTAGTAACCCAAAAATATAGACTAAACAAAATT | 3974−4013 | 27.5 |

# 52. 昆明山海棠

【科属】卫矛科,雷公藤属。

【拉丁学名】*Tripterygium hypoglaucum* (Devl.) Hutch.。

【别名】火把花、断肠草、紫金皮、紫金藤、雷公藤、掉毛草、胖关藤、红毛山藤。

【哈尼族名称】蒙按叉尼、莫阿宰尼、昆明谷主海棠。

【药用部位】根。

【功能主治】祛风除湿,活血止血,舒筋接骨,解毒杀虫。用于风湿痹痛、半身不遂、疝气痛、痛经、月经过多、产后腹痛或出血不止。现代医学研究结果表明还可用于急性传染性肝炎、慢性

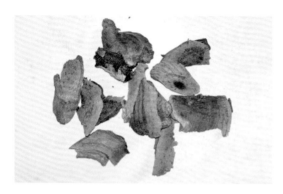

▲ 昆明山海棠药材

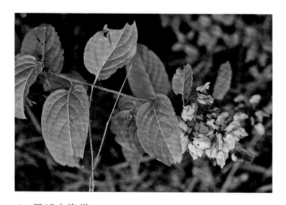

▲ 昆明山海棠

肾炎、红斑狼疮、癌肿、跌打骨折、骨髓炎、骨结核、附睾结核、疮毒、银屑病、神经性皮炎。

【哈尼族用药经验】微温,苦、辛。归肝、脾、肾

经。有大毒。内服:煎汤,6～15g,先煎;或浸酒。外用:适量,研末敷;或煎水涂;或鲜品捣敷。

【使用注意】不宜过量或久服。孕妇禁服,小儿及育龄期妇女慎服。中毒早期催吐、洗胃、输液排毒。使用地塞米松等肾上腺皮质激素,同时肌注山莨菪碱;用低分子右旋糖酐、甘露醇、呋塞米扩容利尿;纠正酸中毒;以毒毛旋花苷纠正心衰;有出血倾向则用抗血纤溶芳酸、维生素$K_3$,胃肠道出血时服云南白药或静滴西咪替丁等;即可解毒。

【易混淆中草药】该品种在植物形态上容易与雷公藤 *Tripterygium wilfordii* Hook. f. 相混淆。

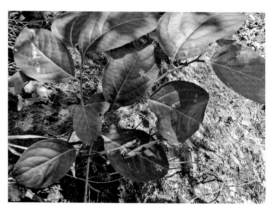

▲ 雷公藤

# 53. 使君子

【科属】使君子科,使君子属。

【拉丁学名】*Quisqualis indica* L.。

【别名】舀求子、史君子、四君子。

【哈尼族名称】比蒂那期。

【药用部位】枝叶、果实。

【功能主治】杀虫消积。用于蛔虫病、蛲虫病、虫积腹痛、小儿疳积。

【哈尼族用药经验】温,甘。归脾、胃经。有小毒。使君子:8～12g,捣碎入煎剂。使君子仁:5～9g,多入丸散用或单用,作1～2次分服。

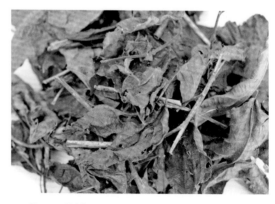

▲ 使君子药材

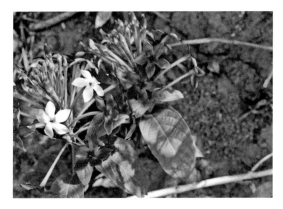

▲ 使君子

【使用注意】小剂量用药。中毒时有呃逆、眩晕、精神不振、恶心,甚至呕吐、腹泻等症状。发现中毒即刻停止用药,严重时及时就医。

【易混淆中草药】该品种在植物形态上容易与小花使君子 *Quisqualis caudata* Craib、重瓣使君子 *Quisqualis indica* 'Double Flowered'、云南风车子

*Combretum yunnanense* Exell、风车子 *Combretum alfredii* Hance、榄形风车子 *Combretum sundaicum* Miquel、元江风车子 *Combretum yuankiangense* C. C. Huang et S. C. Huang、阔叶风车子 *Combretum latifolium* Bl.相混淆。

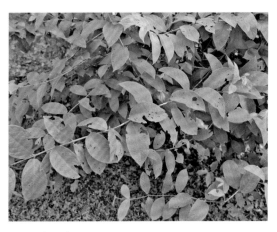

▲ 云南风车子

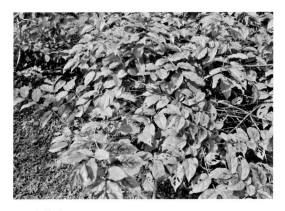

▲ 小花使君子

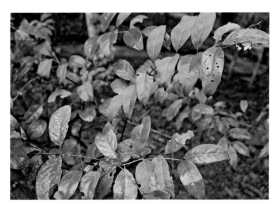

▲ 风车子

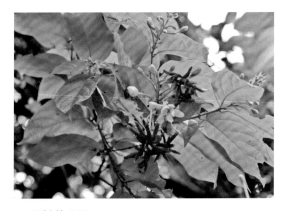

▲ 重瓣使君子

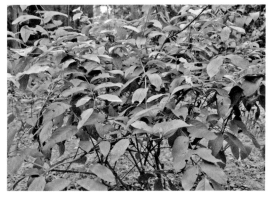

▲ 榄形风车子

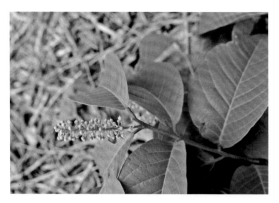

▲ 元江风车子

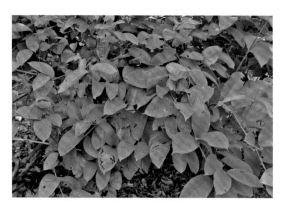

▲ 阔叶风车子

【物种鉴定DSS候选标记】

| DSS序列 | 起始位置 | GC含量 |
|---|---|---|
| TCTTTTTTTTTTTTTTTTTACTTAATGAGATGAAGCACAAGAA | 30390−30429 | 22.5 |
| TCAGTTCGTAAAAAGAATCAAACTCTTCTTGGGAATTTGA | 66822−66861 | 32.5 |
| ATTAATCTTAACTATTTATTATTAATAGCTATTAATAATA | 49781−49820 | 10 |
| ATACATTATTAGATAATTGATTATCTAATTTATTTTTCTT | 10619−10658 | 12.5 |
| TACTTCGTTTGTTGTAACACTCCCTAAAAAAAAGGGGGGG | 14465−14504 | 42.5 |
| TCTTTCTATAAAGGCCCTTACACTACTAATGGAGTCTTTA | 30036−30075 | 35 |
| CAATCGAATTTTCAATCTAAATAAATCGCACTTCTCACC | 123373−123412 | 32.5 |
| TACGTAAGTGTAACTCGTTATTCAAACAACTATTCAGAGT | 12852−12891 | 32.5 |
| CCTGGGGCGGTTGGAGTATCACAGGAGGAACTGTAACGAA | 76611−76650 | 55 |
| GATGAAATTCTCAGATACGGTTCTCAGGGGGGGGGGGAGTA | 79585−79624 | 52.5 |
| ATTCTTTCTTATTCTCTTAAATAAATTATTTTATATTAAA | 39255−39294 | 10 |
| AGAAAAAAAAATGAAAAGGTCGTTTTATTCAAAACCCCAA | 112422−112461 | 27.5 |
| ACTGGCGTAATATAGGATACTGGCGTAGTTTAATACAATC | 35336−35375 | 37.5 |
| AAGCTGCGCTACATCCCTTTCAATTGGTTTACTGTGTCAT | 70341−70380 | 42.5 |
| GTTATCCCATTTTAAAATAGCGCTGCACGTGAACTAGGTG | 159448−159487 | 42.5 |
| AACTTAGTATTTCTTCATTCATTCCCATCCAATCAAAAAG | 129417−129456 | 30 |
| TTTTTTACTTGTTTTGTTTTGCTTCATTTTTCAATGTTCT | 8754−8793 | 22.5 |
| TCCTCCAATATTATTTCTAACTAAATAATATATTCTATTG | 71222−71261 | 20 |
| TGACACCAACACTTTTGATGTTATTTGGCGTACAATAATT | 18479−18518 | 32.5 |

# 54. 爬树龙

【科属】天南星科,崖角藤属。

【拉丁学名】*Rhaphidophora decursiva* (Roxb.) Schott。

【别名】过山龙、过江龙、青竹标、金草箍、麒麟叶。

【哈尼族名称】玉许玉度。

【药用部位】藤茎。

【功能主治】活血散瘀,除湿,消肿。用于骨折、跌打损伤、风湿性腰腿痛、痈疖疮肿、感冒、咽喉肿痛。

【哈尼族用药经验】寒,苦。有毒。内服:煎汤,9～15 g。外用:捣敷或研末调敷。

【使用注意】小剂量用药。中毒时出现口舌麻木等症状。发现中毒即刻停止用药,严重时及时就医。

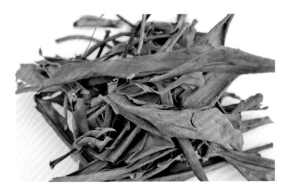

▲ 爬树龙药材

【易混淆中草药】该品种在植物形态上容易与狮子尾 *Rhaphidophora hongkongensis* Schott、龟背竹 *Monstera deliciosa* Liebm.、喜林芋 *Philodendron imbe* Hort. ex Engl.、春羽 *Philodendron selloum* K. Koch、裂叶喜林芋 *Philodendron bipennifolium* Schott、千年健 *Homalomena occulta* (Lour.) Schott、毛过山龙 *Rhaphidophora hookeri* Schott、大叶崖角藤 *Rhaphidophora megaphylla* H. Li 相混淆。

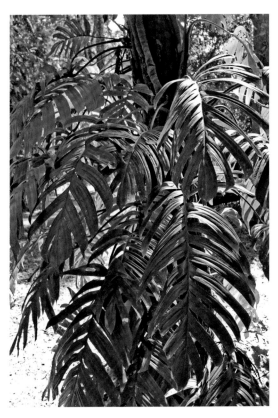

▲ 爬树龙

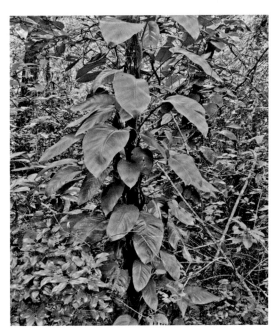

▲ 狮子尾

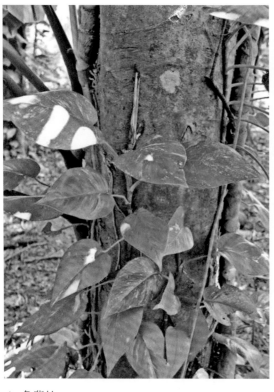

▲ 龟背竹

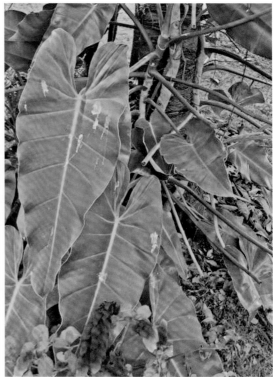

▲ 喜林芋

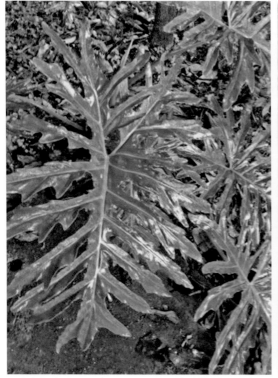

▲ 春羽

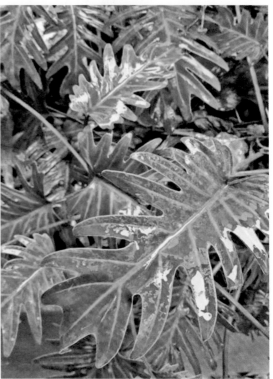

▲ 裂叶喜林芋

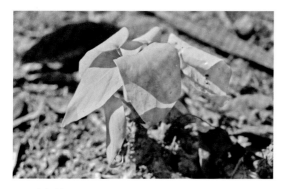

▲ 千年健

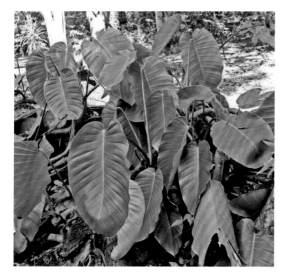

▲ 大叶崖角藤

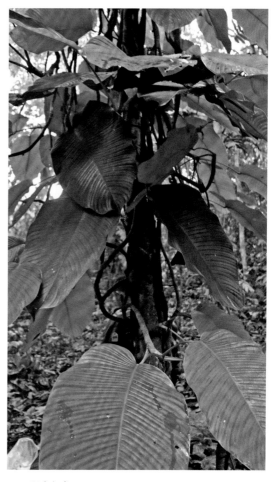

▲ 毛过山龙

# 55. 金刚纂

【科属】大戟科，大戟属。

【拉丁学名】*Euphorbia neriifolia* L.。

【别名】霸王鞭、火殃筋、火巷、龙骨刺。

【哈尼族名称】拉亏、傲锅保毒。

【药用部位】茎、叶、乳汁。

【功能主治】茎：拔毒消肿，清血，通便，杀虫，截疟。叶：拔脓攻毒，清热解毒，行瘀化滞。乳汁：止痒，驱水，泻下。

【哈尼族用药经验】寒，苦。有大毒。取鲜品500 g，顺水流削皮，取出内芯，与猪排骨共煮食。

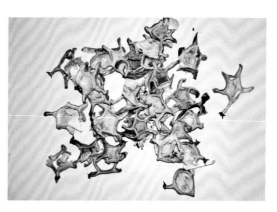

▲ 金刚纂药材

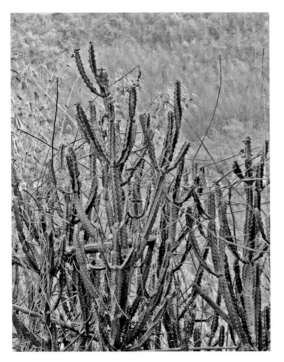

▲ 金刚纂

【使用注意】小剂量用药。孕妇忌服。顺水削皮，汁液不可食用。中毒时出现皮肤瘙痒、脸部眼睑水肿。发现中毒及时就医。

【易混淆中草药】该植物在形态上容易与霸王鞭 *Euphorbia royleana* Boiss. 相混淆。

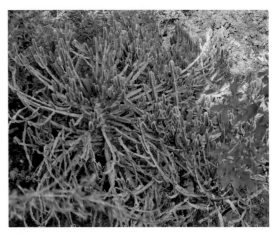

▲ 霸王鞭

## 56. 狗牙花

【科属】夹竹桃科，狗牙花属。

【拉丁学名】*Tabernaemontana divaricata* (L.) R. Brown ex Roemer & Schultes.。

【别名】白狗花、狮子花、豆腐花、马蹄香。

【哈尼族名称】阿克阿耶、傲科傲洲。

【药用部位】枝叶。

【功能主治】清热降压，解毒消肿。用于高血压病、咽喉肿痛、痈疽疮毒、跌打损伤。

【哈尼族用药经验】凉，酸。有毒。

用于产后气血虚、头昏目眩、恶露不尽、乳

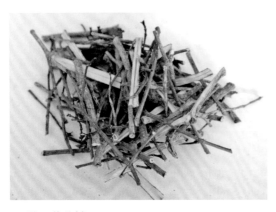

▲ 狗牙花药材

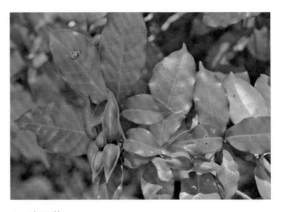

▲ 狗牙花

汁不下、缺乳、肢体麻木、心慌心悸等：狗牙花5 g，胡椒6粒，黑种草子5 g，煎服。

【使用注意】小剂量用药。临床研究结果表明中毒时会出现直立性低血压、皮疹等症状。发现中毒时，应停药，严重时及时就医。

【易混淆中草药】该品种在植物形态上容易与伞房狗牙花 *Tabernaemontana corymbosa* Roxburgh ex Wallich、重瓣狗牙花 *Tabernaemontana divaricata* 'Gouyahua'、矮狗牙花 *Tabernaemontana divaricata* 'Wwaft'、扇形狗牙花 *Ervatamia flabelliformis* Tsiang 相混淆。

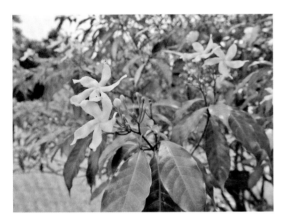

▲ 伞房狗牙花

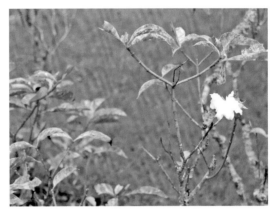

▲ 重瓣狗牙花

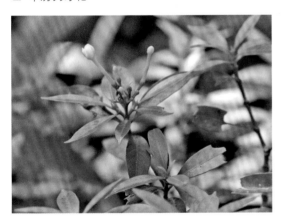

▲ 矮狗牙花

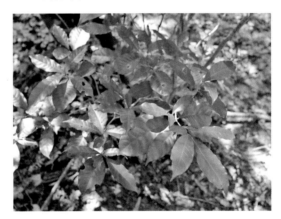

▲ 扇形狗牙花

【物种鉴定DSS候选标记】

| DSS序列 | 起始位置 | GC含量 |
| --- | --- | --- |
| GAATCGTGGGTCTCTTTATTAGTTTCTATTTGTGGTGCAC | 64089－64128 | 40 |
| TACCTCTTCTGGTTGATCCACACCAGACTCTATTCTCGTA | 52595－52634 | 45 |
| ACATTGAATCGTGGGATTCTTTGAGATTTCATCTAATCTA | 85818－85857 | 32.5 |
| CACCCCCTCTTGATTGAAAGGAATTCCTATAGACCCAACG | 114552－114591 | 47.5 |

| DSS序列 | 起始位置 | GC含量 |
|---|---|---|
| CTATAATCCTAACTGAACCGGAGAGATCTGAATTCCTACC | 20550−20589 | 42.5 |
| AAATGAATTGAAAAAATCAAATACGGATTTATATACATAT | 1631−1670 | 17.5 |
| TTTTTATTTATTAATATTTAATCACACGTCCTAAAGATAT | 14093−14132 | 17.5 |
| CAAAGAAATCACGAAAAATAATAAAGTTGATTATCATACA | 63063−63102 | 22.5 |
| ATACTCAATCAAATCTTCCTTTTTCAGAATTGAATGCATT | 18520−18559 | 27.5 |
| TCTCACTAAGGAAGGAGCCATTTTCATTGTTACTGTTCCG | 53364−53403 | 42.5 |
| TTATGACCCTGACCTGTAAATGGACCCTTGTGAGCTTCTA | 44104−44143 | 45 |
| AGAGAAATCCAATATTCATTGAGGGGAGGTATAATATTAA | 14201−14240 | 30 |
| CCCCGCATTTTTCTTACTTACTTGTAGGTTAATTTACTTC | 48764−48803 | 35 |
| CTTCTTTTTTTTCTCTTAAATAAAAACCTCATTGGCGCCA | 74876−74915 | 32.5 |
| ATGAGACGAATTGGATAAATATCCAGACCCCCTTCTATTT | 49612−49651 | 37.5 |
| ACATTAACATTATATATAACATATTTAAATAGAAACTAAA | 71974−72013 | 12.5 |
| GAATTTCTTTATGGATTCCTAATTTTATCAACTCATATTA | 127426−127465 | 22.5 |
| TCAATGATGGCCCTCCATGGATTCACCTATATAAGCCCCG | 14410−14449 | 50 |
| ATAACGATTAATATAGCGATATATAATTTGGATTTTTATC | 50051−50090 | 20 |

# 57. 变叶木

【科属】大戟科,变叶木属。

【拉丁学名】*Codiaeum variegatum* (L.) A.。

【别名】洒金榕。

【哈尼族名称】阿爬爬克。

【药用部位】叶。

【功能主治】清热解毒,降气平喘。用于肺气上逆、痈肿疮毒。

【哈尼族用药经验】寒,苦。归肺、肝经。有小毒。内服:煎汤,9～15 g。外用:研末调敷患处。

【使用注意】小剂量用药。乳汁有毒。中毒时常出现腹痛、腹泻等症状。发现中毒即刻停止用药。

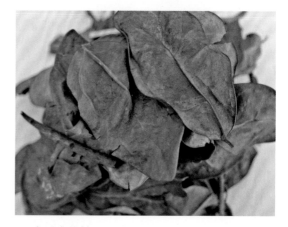

▲ 变叶木药材

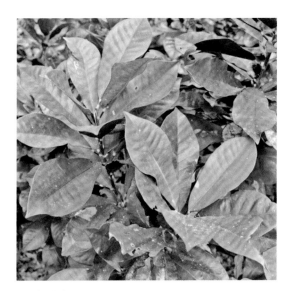

▲ 变叶木

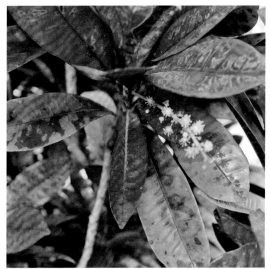

▲ 彩霞变叶木

【易混淆中草药】该品种在植物形态上容易与撒金变叶木 *Codiaeum variegatum* 'Aucubaefolia'、彩霞变叶木 *Codiaeum variegatum* 'Indian Blanket'、嫦娥绫变叶木 *Codiaeum variegatum* 'Tortilis Major'、'妈咪'变叶木 *Codiaeum variegatum* 'Mammy'、'红秘书'变叶木 *Codiaeum variegatum* 'Red Secretary'、星稀变叶木 *Codiaeum variegatum* 'Herman' 相混淆。

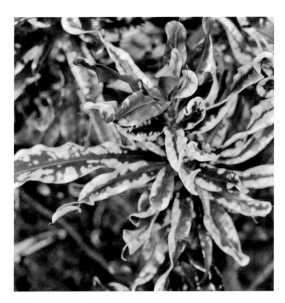

▲ 撒金变叶木

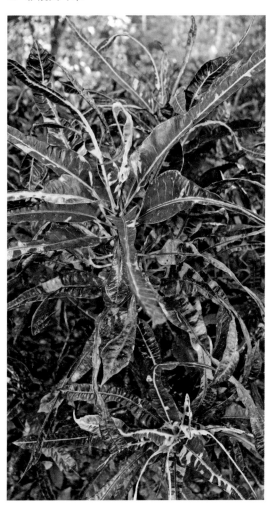

▲ 嫦娥绫变叶木

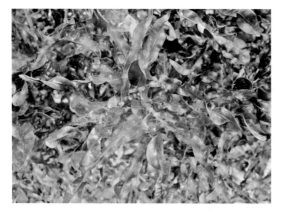

▲ '妈咪'变叶木

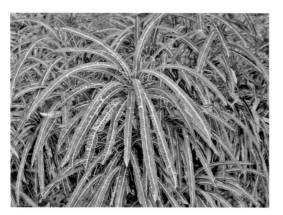

▲ 星稀变叶木

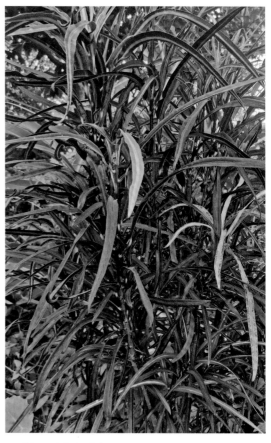

▲ '红秘书'变叶木

# 58. 定心藤

【科属】茶茱萸科,定心藤属。

【拉丁学名】*Mappianthus iodoides* Hand.-Mazz.。

【别名】铜钻藤蛇总管、黄九牛。

【哈尼族名称】无许怒冒那企、啊查渣树。

【药用部位】根、藤、枝叶。

【功能主治】祛风活络,消肿,解毒。用于风湿性腰腿痛、手足麻痹、跌打损伤等。

【哈尼族用药经验】平,微苦、涩。归心、肝、脾、肾、膀胱经。有毒。根或老藤祛风活络,除湿消肿,用于毒蛇咬伤、黄疸。

【使用注意】小剂量用药。中毒时,部分患者出现腹泻。发现中毒应停止用药,严重时及时就医。

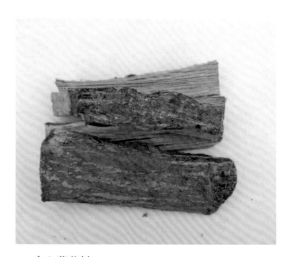

▲ 定心藤药材

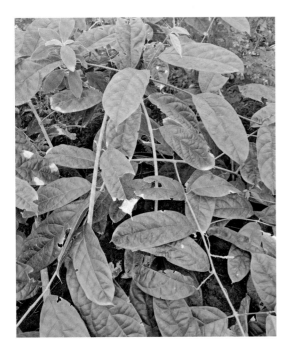

【易混淆中草药】该品种在植物形态上容易与麻核藤 *Natsiatopsis thunbergiifolia* Kurz 相混淆。

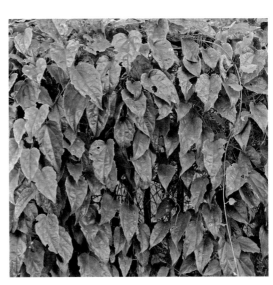

▲ 定心藤

▲ 麻核藤

# 九 画

## 59. 荜茇

【科属】胡椒科,胡椒属。

【拉丁学名】*Piper longum* L.。

【别名】荜拨、荜拨梨。

【哈尼族名称】肚余。

【药用部位】果实、枝叶。

【功能主治】温中散寒、下气止痛。用于胃寒引起的腹痛、呕吐、腹泻。现代医学研究表明还可用于冠心病心绞痛、神经性头痛及牙痛等。

【哈尼族用药经验】热,辛。归胃、大肠经。有毒。内服:5～15 g,水煎服。

【使用注意】小剂量用药。阴虚火旺者,包括糖尿病、结核病、红斑狼疮、更年期综合征患者,勿食为妥;气虚体弱、发热者忌食。部分患者中毒时出现发热、皮疹等症状。发现中毒时停止用药及时就医。

【易混淆中草药】该品种在植物形态上容易与假蒟 *Piper sarmentosum* Roxb.、黄花胡椒 *Piper flaviflorum* C. DC.、思茅胡椒 *Piper macropodum* C. DC.、蒌叶 *Piper betle* L. 相混淆。

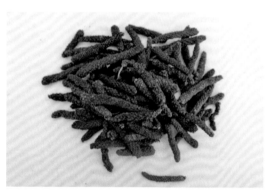

▲ 荜茇药材

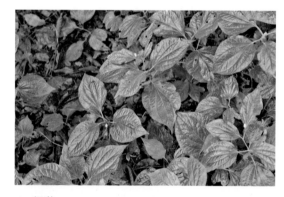

▲ 假蒟

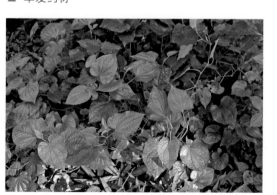

▲ 荜茇

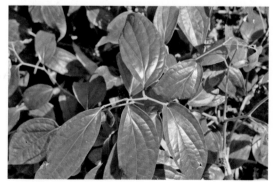

▲ 黄花胡椒

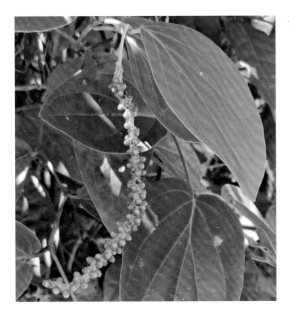

◀ 思茅胡椒

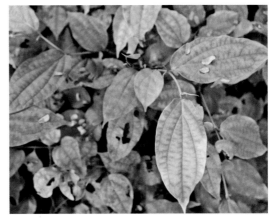

▼ 蒌叶

【物种鉴定DSS候选标记】

| DSS序列 | 起始位置 | GC含量 |
|---|---|---|
| TAACTATCTCGATTTCATATAGAAATTTGTATAGAATCTT | 45194−45233 | 22.5 |
| GATTTTATTTATTCCATTTTAACTCATTAATTTTAATTAA | 32822−32861 | 12.5 |
| GTTATATATAAATATAACTATCTATGCTATATACTGTAGT | 34604−34643 | 20 |
| AAGGTAACTATCTCGATTTCATATAGAAATTTGTATAGAA | 45190−45229 | 25 |
| CGACAGACAGAAAAAGATTAAATGTCAAATTCGATTTTAT | 32790−32829 | 27.5 |
| AGGTAACTATCTCGATTTCATATAGAAATTTGTATAGAAT | 45191−45230 | 25 |
| CTCGATTTCATATAGAAATTTGTATAGAATCTTTGAAAAA | 45201−45240 | 22.5 |
| AACTATCTCGATTTCATATAGAAATTTGTATAGAATCTTT | 45195−45234 | 22.5 |
| ACAGACAGAAAAAGATTAAATGTCAAATTCGATTTTATTT | 32792−32831 | 22.5 |
| TCATGATACGTCATCTAATTTTAAAAAGCACCCTGGATTA | 118643−118682 | 32.5 |
| TCAAATTCGATTTTATTTATTCCATTTTAACTCATTAATT | 32814−32853 | 17.5 |
| TCCGACAGACAGAAAAAGATTAAATGTCAAATTCGATTTT | 32788−32827 | 30 |
| TAAATGTCAAATTCGATTTTATTTATTCCATTTTAACTCA | 32808−32847 | 20 |
| ATATAAATATAACTATCTATGCTATATACTGTAGTATTTT | 34609−34648 | 17.5 |
| AAAAATATAAATAAATGAAAAAAAAAAAGTTTTCATGAAT | 128023−128062 | 10 |
| CCGACAGACAGAAAAAGATTAAATGTCAAATTCGATTTTA | 32789−32828 | 30 |
| TTTAAAAAGCACCCTGGATTAAAAAAATATAAATCAAGAAG | 118662−118701 | 25 |
| ATTATAAAAATATAAATAAATGAAAAAAAAAAAGTTTTCA | 128018−128057 | 7.5 |
| AAAAAAGTGCAGCTGGTTAGATCCAGCCTTTTTTTTTGAA | 13488−13527 | 35 |

# 60. 草玉梅

【科属】毛茛科,银莲花属。

【拉丁学名】*Anemone rivularis* Buch.-Ham.。

【别名】土黄芩。

【哈尼族名称】冬台欧生、刀达吾色、路锅奥自。

【药用部位】根。

【功能主治】解毒止痢,舒筋活血。用于痢疾、疮疖痈毒、跌打损伤。

【哈尼族用药经验】凉,苦。有毒。内服:3～9g,煮水。外用:适量。

【使用注意】小剂量用药。中毒时出现便秘、口干等症状。发现中毒时多饮水。

【易混淆中草药】该品种在植物形态上容易与茴茴蒜 *Ranunculus chinensis* Bunge、钩柱毛茛 *Ranunculus silerifolius* H. Lév.混淆。

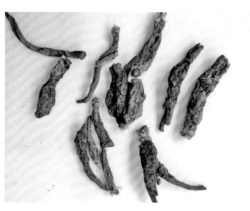

▲ 草玉梅药材

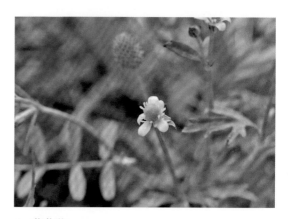

▲ 茴茴蒜

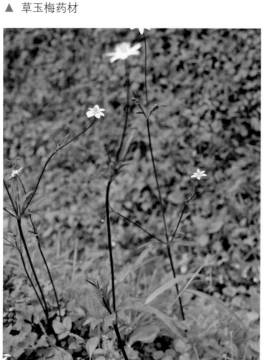

▲ 草玉梅

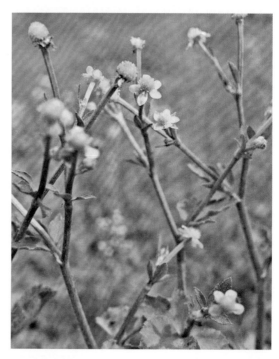

▲ 钩柱毛茛

【物种鉴定DSS候选标记】

| DSS序列 | 起始位置 | GC含量 |
|---|---|---|
| ATTTTACTTTCTTTACAACAAAAAAAAGTGTCCACTTACT | 101183−101222 | 25 |
| CTCTATTTTACTTTCTTTACAACAAAAAAAAGTGTCCACT | 101179−101218 | 27.5 |
| GAGTTCTTTTCATTCGCTTAGTTATAGAATAATTTTTAAA | 121822−121861 | 22.5 |
| CCGATAAACAAAAAAACAAGGAGATCTTTTTATTTTTGTT | 42205−42244 | 25 |
| TTTTTTAATATTTTTTTTTTGCTTTGATTCCAAAAAAAGA | 147382−147421 | 15 |
| ATTTTATTTTTATATTAATATTTAAATTTTATATTTATAT | 41841−41880 | 0 |
| TCCTTTTTTCTTTCGTTTATTTATTCTGGATCCGAGGACG | 120841−120880 | 37.5 |
| GAATCGGTTAGATATAAAAAAAAGATCTCCGTCATATGAT | 6939−6978 | 30 |
| GGGCTAGAAAACGTTTTTTTTTCACTTTTATAAGTTTTTT | 55841−55880 | 25 |
| TATAGTTACAATTCAAGATTCATATAGTTATTCAGAATAA | 148105−148144 | 20 |
| TTATTGATTCCATTTTGCATTTTTTTTTTTGTTTGGAACA | 102642−102681 | 22.5 |
| GAGGATTTACTTCCCTAGAAGGATACGTTGTGATATTTTA | 90108−90147 | 35 |
| TAGATATAAAAAAAAGATCTCCGTCATATGATTCCACTAT | 6947−6986 | 27.5 |
| TCTATTTTTTTTTGATTCCTTATTTTGTTCAAAGTGTTTA | 5960−5999 | 20 |
| TGAACCAAGCCTCTGCAATTTCAGAATCCCCCTGTCGAAT | 158153−158192 | 47.5 |
| ATTTTTCTATATGGACAATTTTTCATCCATTTTGATTCAT | 117361−117400 | 22.5 |
| TTATATTATTATATTAATTATGTAATTTAATATGAATATG | 100193−100232 | 7.5 |
| ATTATTACACAATTACAATATTACAATTACACAATTACAA | 42049−42088 | 17.5 |
| GTTATATATTTAGAACGGAGCAAAAAAAATCAAAAAAAAT | 41798−41837 | 20 |

# 61. 栀子

【科属】茜草科,栀子属。

【拉丁学名】*Gardenia jasminoides* Ellis。

【别名】野栀子、黄栀子、栀子花、小叶栀子、山栀子、白蟾。

【哈尼族名称】旱波儿惜。

【药用部位】枝叶、果实。

【功能主治】泻火除烦,消炎祛热,清热利尿,凉血解毒。

【哈尼族用药经验】寒,苦。归膀胱经。有毒。内服:煎服,5～10 g。外用:生品适量,研末调敷。

【使用注意】小剂量用药。中毒时有头晕、呕吐、腹泻等症状。发现中毒即刻停止用药，多饮水，严重时及时就医。

【易混淆中草药】该品种在植物形态上容易与长管栀子 *Gardenia tubifera* Wall.、白蟾 *Gardenia jasminoides* var. *fortuniana* (Lindl.) Hara、大黄栀子 *Gardenia sootepensis* Hutchins. 相混淆。

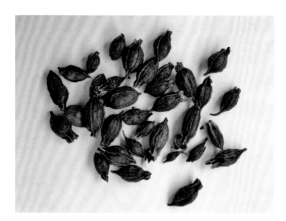

▲ 栀子药材

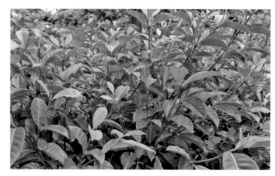

▲ 长管栀子

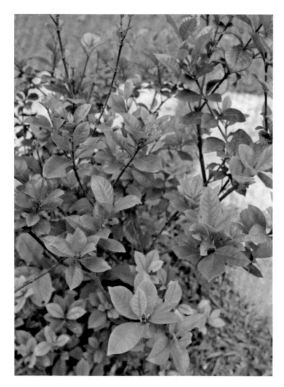

▲ 栀子

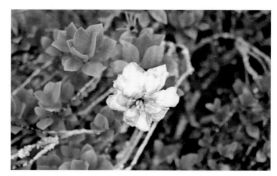

▲ 白蟾

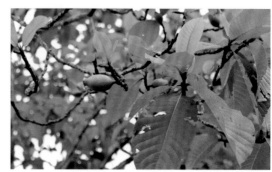

▲ 大黄栀子

【物种鉴定DSS候选标记】

| DSS序列 | 起始位置 | GC含量 |
|---|---|---|
| TTTTATTAGTGAAATAGAACAATAAAAACATATAGGATAA | 6656－6695 | 17.5 |
| CCATAATACAAGTCAAATCCTAGATGTAGAAATATAAGAA | 37949－37988 | 27.5 |

续　表

| DSS序列 | 起始位置 | GC含量 |
|---|---|---|
| TGGAACCTTCTGCCCTACCGTAGATTGGCCATATATACAC | 16780-16819 | 47.5 |
| GTTAAATTTTGGATAATGTAGTTTGGACAGACGCAAATAT | 6914-6953 | 30 |
| TGCTTCGCTAGGCCTAGGTAAGGTATACGAAGGCCTTTTT | 51754-51793 | 47.5 |
| GGAAGTACCCGAGTTTGATCAGTTATTATAGTTAATAGAA | 113784-113823 | 32.5 |
| TCAACAGACCGATTAATTCTTTATAACGTACTCTATTTTT | 124305-124344 | 27.5 |
| CTAGGCCTAGGTAAGGTATACGAAGGCCTTTTTGATAACG | 51761-51800 | 45 |
| CCACGCACGTATGTTTTTATCCTACCAAAAGTAAAGAAAT | 30868-30907 | 35 |
| CTTTGTTGAAATTGAATATATGAATGAAAGAAGCAATCTT | 116104-116143 | 25 |
| AAAATTCGATAAAAAAAAATAATATAGATAAATATCAAAA | 4415-4454 | 10 |
| ATCCATTCTATAATTCTTCTCATAACCTCTCGCAAGAAAA | 45272-45311 | 32.5 |
| AGGAAGGGGGTAATTTCTAACAAAGTTTTCGTGTTGTTGA | 44808-44847 | 37.5 |
| TAAAAAAGATTCCTTATTTATGTATCACTTACTTTAGCGA | 80744-80783 | 25 |
| GAGCTCGGATCGAATCAATACCGATTGATTCGATCCGAGC | 145538-145577 | 50 |
| AAGGCCGTAGGAACTAAAATGAATAGTGCAGTAGCAATAA | 30038-30077 | 37.5 |
| TGATCCAATGAGGGGAATAAGTGGAACAAGGGTATCAAAT | 2307-2346 | 40 |
| CCCCCCCAAAAACAAACAAAAAAGCGGAAATTTATTACTA | 37313-37352 | 35 |
| GGATTTAATTTAGAAAGTTCTTTTATTAGTCTTTTTAGAG | 127495-127534 | 22.5 |

## 62. 柬埔寨龙血树

【科属】百合科,龙血树属。

【拉丁学名】*Dracaena cambodiana* Pierre ex Gagnep.。

【别名】海南龙血树、广西龙血树、龙血树、云南龙血树、山海带、小花龙血树。

【哈尼族名称】鳖瑶实奥自。

【药用部位】枝叶、树脂(龙血竭)。

【功能主治】活血祛瘀,消肿止痛,收敛止血。

【哈尼族用药经验】平,甘、咸。归心、肝经。有毒。

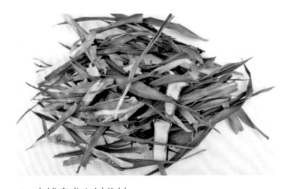

▲ 柬埔寨龙血树药材

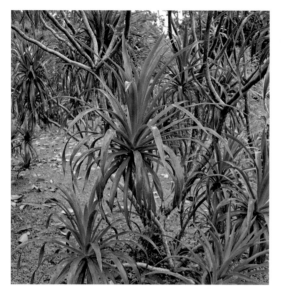

▲ 柬埔寨龙血树

（1）用于浅表外伤：① 龙血竭粉1～2 g
涂抹于患处。② 用枝叶20～30 g，煮水，沸腾
30 min后放凉，清洗患处。

（2）用于内伤、跌打损伤：取5 g浸入500 g
高度白酒中7日，每日服20 mL。

【使用注意】小剂量用药。中毒时，出现皮肤瘙
痒等症状。发现中毒应停止用药。

【易混淆中草药】该品种在植物形态上容易与
剑叶龙血树 *Dracaena cochinchinensis* (Lour.) S.C.
Chen、长柄龙血树 *Dracaena aubryana* Brongn.
ex E. Morren、长花龙血树 *Dracaena angustifolia*
Roxb.、红边龙血树 *Dracaena marginata* Hort.、
也门铁 *Dracaena arborea* (Willd.) Hort. Angl. ex
Link、皱叶巴西木 *Dracaena fragrans* 'Crape'、
绿叶龙血树 *Cordyline terminalis* Kunth、金黄百
合竹 *Dracaena reflexa* 'Song of Jamaica'、百合
竹 *Dracaena reflexa* Lam.、细枝龙血树 *Dracaena
elliptica* Thunb.、彩虹龙血树 *Dracaena marginata*
'Tricolor'、尖叶龙血树 *Dracaena acutissima* Hua、
金心龙血树 *Dracaena fragrans* 'Massangeana'、
香龙血树 *Dracaena deremensis* Engl.、五彩千年
木 *Dracaena reftxa* var.*angustifolia* Baker、象腿丝兰
*Yucca gigantea* Lem. 相混淆。

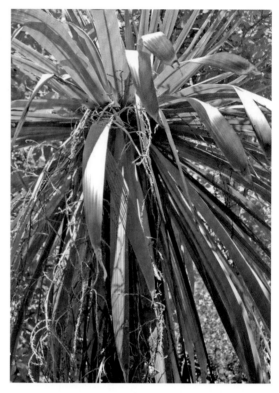

▲ 剑叶龙血树

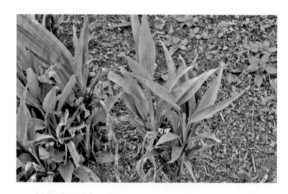

▲ 长柄龙血树

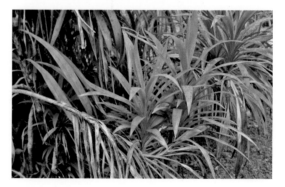

▲ 长花龙血树

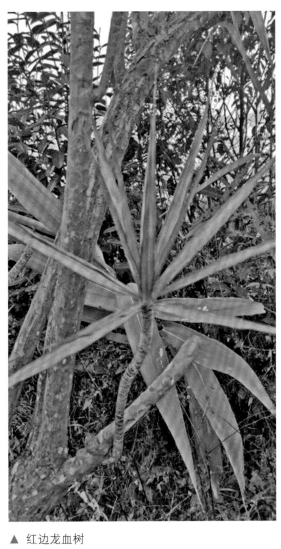

▲ 红边龙血树

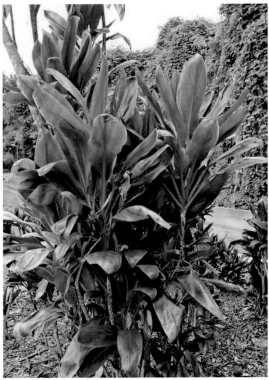

▲ 也门铁

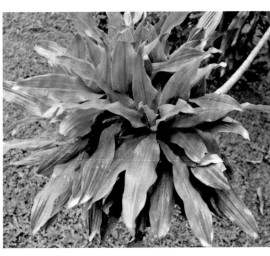

▲ 皱叶巴西木

▲ 绿叶龙血树

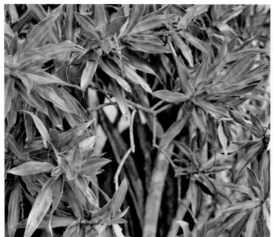

▲ 金黄百合竹

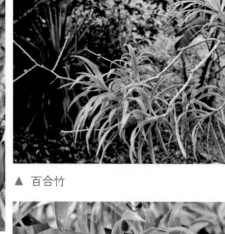

▲ 百合竹

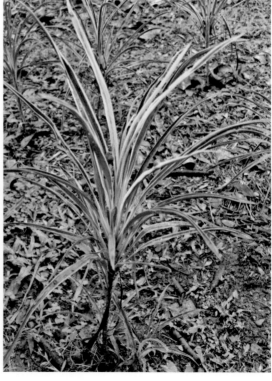

▲ 细枝龙血树

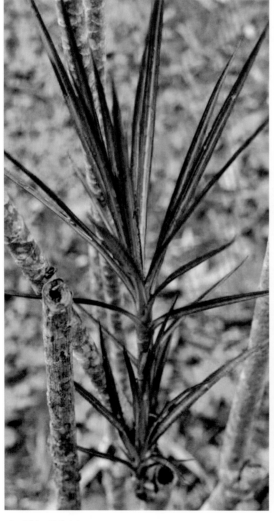

▲ 彩虹龙血树

▲ 尖叶龙血树

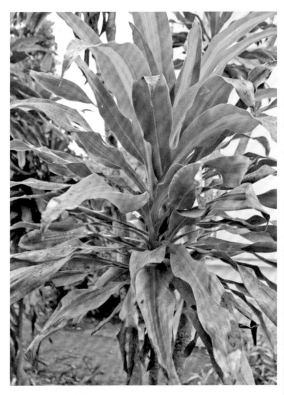

▲ 金心龙血树

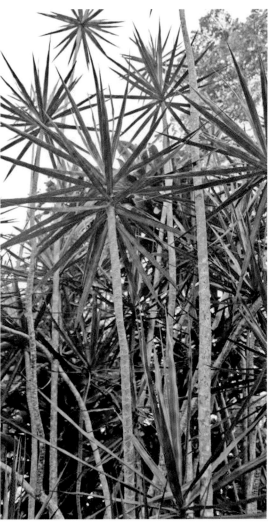

▲ 五彩千年木

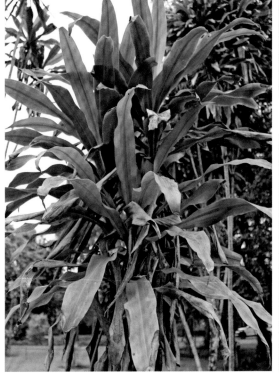

▲ 香龙血树

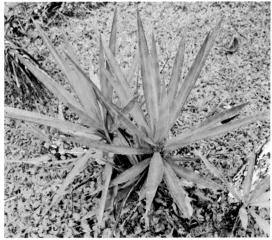

▲ 象腿丝兰

## 63. 厚果崖豆藤

【科属】豆科,崖豆藤属。

【拉丁学名】*Millettia pachycarpa* Benth.。

【别名】闹鱼藤、冲天子、毒鱼藤。

【哈尼族名称】嗷七起付。

【药用部位】枝叶、根。

【功能主治】杀虫,攻毒,止痛。用于疥疮、癣、癫、痧气腹痛、小儿疳积等。

【哈尼族用药经验】热,苦、辛。有大毒。外用:适量,煎水洗;或鲜品捣敷。

【使用注意】小剂量用药。中毒时出现皮肤瘙痒、腹痛恶心呕吐等症状。发现中毒应即刻停止用药,严重时及时就医。

【易混淆中草药】该品种在植物形态上容易与印度崖豆*Millettia pulchra* (Benth.) Kurz、海南崖豆藤*Millettia pachyloba* Drake、大穗崖豆藤*Millettia macrostachya* Coll.、灰毛鸡血藤*Callerya cinerea* (Bentham) Schot、皱果鸡血藤*Callerya oosperma* (Dunn) Z. Wei & Pedley、亮叶鸡血藤*Millettia nitida* Benth.、香花崖豆藤*Millettia dielsiana* Harms、景东小叶崖豆*Millettia pulchra* var. *parvifolia* Z. Wei相混淆。

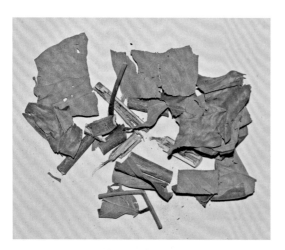

▲ 厚果崖豆藤药材

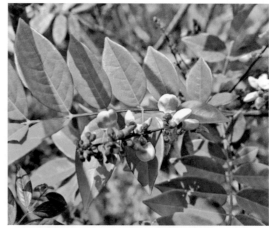

▲ 印度崖豆

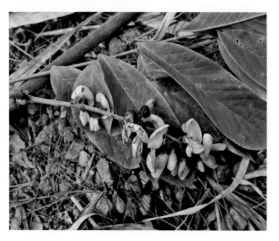

▲ 厚果崖豆藤

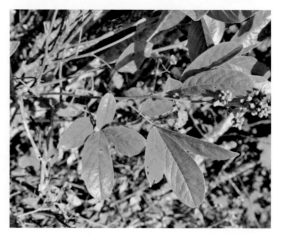

▲ 灰毛鸡血藤

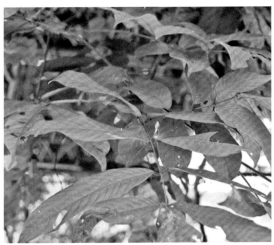

▲ 海南崖豆藤

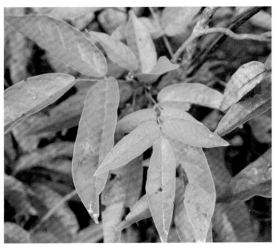

▲ 亮叶鸡血藤

▲ 大穗崖豆藤

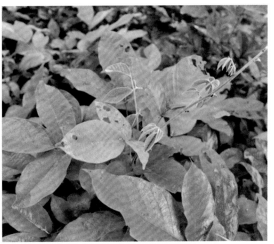

▲ 皱果鸡血藤

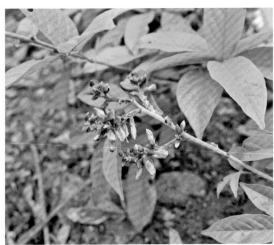

▲ 香花崖豆藤

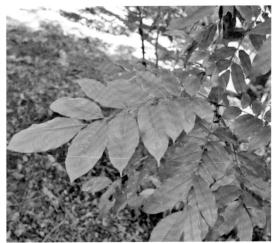

▲ 景东小叶崖豆

【物种鉴定DSS候选标记】

| DSS序列 | 起始位置 | GC含量 |
|---|---|---|
| TATTTCGACGATCCTCAATACCGAACGCAGAGTTCGGGAA | 42493－42532 | 47.5 |
| ATAGGACTCTTATTGATTTGATGAATAGACAGATCAATCG | 111729－111768 | 32.5 |
| AGTATTATAACAATCTGTGTTTTTTTTTTCTAGTTACTTC | 52517－52556 | 22.5 |
| TTATCTATTATTCATTTTTCATAATTTTTGCACAATACTT | 112044－112083 | 17.5 |
| CTAATTCATAAAGGAAATTATTATATTTCTATAATTCAAT | 64640－64679 | 15 |
| AATCCATCCTTCTCCACCAAAAGGTGATTTTAATAAATAA | 26801－26840 | 30 |
| TGGGCTACGCAGATATAGAACTTTATCTTATCTGCCACAT | 76268－76307 | 40 |
| ATTACACAATCTAATTCGGTTTTCAAATATATCCAGGGGA | 126895－126934 | 32.5 |
| ATATTTATTCGGATTATATTTATTTTTATTTGGTTTTATA | 18575－18614 | 12.5 |
| AATGATTGTTACTTTCGATATAATCAACATGCTCCTTATT | 80532－80571 | 27.5 |
| AAGTACAACAATTATTAGGAAATAATCGAATTAGAGCTGT | 7481－7520 | 27.5 |
| AATATAAAGTTGATTCTCGCGGATACATTTTTGAACGAAA | 56752－56791 | 30 |
| TCTCATCCCTATGGGATTAAATCCCGAATTATTTATTAGA | 31726－31765 | 32.5 |
| GTATTATAACAATCTGTGTTTTTTTTTTCTAGTTACTTCG | 52518－52557 | 25 |
| TTTCTAATACATCTGTAGGGCAGGCTCGTACACATTGAGT | 116387－116426 | 42.5 |
| ATAGAACCCCCTAGGTTTTATCATTTCTATTATATATTTT | 28541－28580 | 25 |
| TGACTAGTTTTCGAAAAATAGTCTTTTTTTTTTTCGTTTA | 46744－46783 | 22.5 |
| CCTTAAAGTTAAGGGCGAGGTTCAAACGAGGAAAGGCTTG | 104437－104476 | 47.5 |
| CCCCCATTGAAAAAATAGAAAATGACTAGGTTTATGTTAT | 59150－59189 | 30 |

# 64. 砂仁

【科属】姜科,豆蔻属。

【拉丁学名】*Amomum villosum* Lour.。

【别名】小豆蔻。

【哈尼族名称】咪之嗽喜。

【药用部位】果实、枝叶。

【功能主治】化湿行气,温中止泻,安胎。用于湿阻中焦、脾胃虚寒所致的泄泻,以及胎动不安等。

【哈尼族用药经验】温,辛。归脾、胃、肾经。有小毒。内服:煎汤,3～6 g。

【使用注意】阴虚有热之人及产后妇女不宜食用;患有肺结核、支气管扩张、干燥综合征等病者不宜服用。部分患者出现恶心、腹泻。发现中毒时应即刻停止用药,症状严重时及时就医。

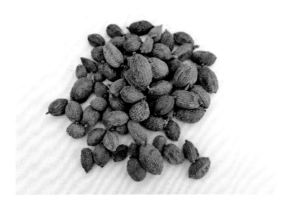

▲ 砂仁药材

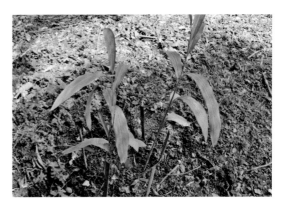

▲ 花叶砂仁

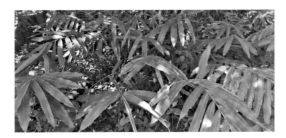

▲ 砂仁

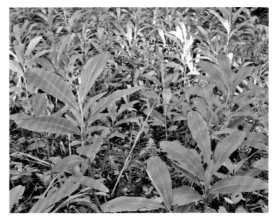

【易混淆中草药】该品种在植物形态上容易与花叶砂仁*Amomum glabrum* S. Q. Tong、头花砂仁*Amomum subcapitatum* Y. M. Xia相混淆。

▲ 头花砂仁

# 65. 思茅玉兰

【科属】木兰科,木兰属。

【拉丁学名】*Magnolia henryi* Dunn。

【别名】大叶玉兰。

【哈尼族名称】傲孜孜香。

【药用部位】树皮、花。

【功能主治】燥温消痰,下气除满。用于湿滞伤中、脘痞吐泻、食积气滞、腹胀便秘、痰饮喘咳。

【哈尼族用药经验】温。有小毒。内服,水煎,每次用12～20 g。

【使用注意】小剂量用药。使用过量时出现腹泻、惊厥等症状。发现中毒应停止用药。症状严重时及时就医。

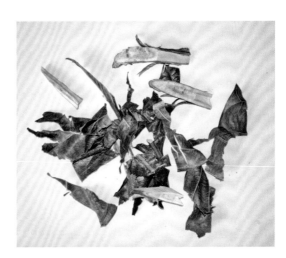

▲ 思茅玉兰药材

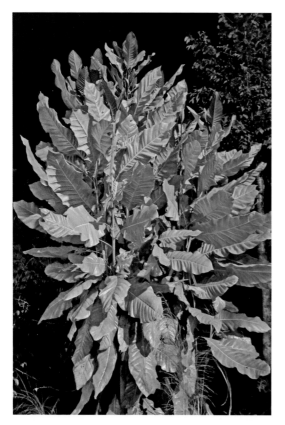

▲ 思茅玉兰

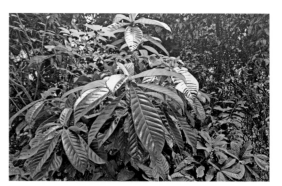

▲ 耳叶柯

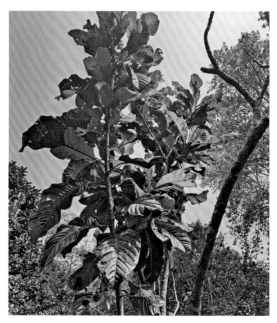

▲ 盖裂木

【易混淆中草药】该品种在植物形态上容易与耳叶柯 *Lithocarpus grandifolius* (D. Don) S. N. Biswas、盖裂木 *Talauma hodgsonii* J. D. Hooker & Thomson 相混淆。

【物种鉴定DSS候选标记】

| DSS 序列 | 起始位置 | GC 含量 |
|---|---|---|
| CGTGACATTTCTGATTGGCTGTCTTGTCTTTCTAATAAGT | 73472－73511 | 37.5 |
| GGATTTCCCTAATTCTCCCCTCCCGAAAGGAAGAACGTAA | 106892－106931 | 47.5 |
| TAGAAACGAATTCTCTAGCATTTGAATCCTTACCACCGAA | 2552－2591 | 37.5 |
| TTATGATCAAAGGAGAAGATTATTCTTTTTACCAAAATGA | 102674－102713 | 25 |
| GTGGGCTAAGTAAATCAATAGACAGTCTTGGCTGTCCTAT | 60579－60618 | 42.5 |
| TGATCTTTTGTACCCGCTTCAAGCCATGATAACTAATCAA | 126163－126202 | 37.5 |
| GTAAATCAATAGACAGTCTTGGCTGTCCTATTGGAAATAC | 60588－60627 | 37.5 |
| ACAGTTGATCTTTTGTACCCGCTTCAAGCCATGATAACTA | 126158－126197 | 40 |

续　表

| DSS序列 | 起始位置 | GC含量 |
| --- | --- | --- |
| CAAGAAAAGAATTCTTTTTGTACCCCCAATACATTTTGCA | 70250－70289 | 32.5 |
| ATGACATATAGATTTTATATGGATCCATTTTATTTTATTC | 80807－80846 | 20 |
| CATATGATTCCTAAAATAGGGAACCATAAAAATGATTTAA | 119677－119716 | 25 |
| CATTACTGAGAAAAGTAAATTTTTGTTAACTGGTTTCGGC | 115245－115284 | 32.5 |
| GAATTCTTTTTGTACCCCCAATACATTTTGCATGCATTGC | 70258－70297 | 37.5 |
| GATTTCGTGACATTTCTGATTGGCTGTCTTGTCTTTCTAA | 73467－73506 | 37.5 |
| TCTCCATTAAATAAATTCATTTTTTGTTCAAATTCTCGGT | 132906－132945 | 25 |
| CGACATTTTTCACAAATTTTACGAACAGAAGCCCTTATTT | 83287－83326 | 32.5 |
| ACTCTTTTCCCTGGCGCAGCTGGGCCATCCTGGACTTGAA | 140248－140287 | 57.5 |
| GAACCCGCGCATAGAAATGATGGGCGAACGACGGGAATTG | 159788－159827 | 55 |
| GATACAACGGCTAGTACGAAATAGCATTGATAGCCTCTAC | 55759－55798 | 42.5 |

# 66. 思茅蒲桃

【科属】桃金娘科,蒲桃属。
【拉丁学名】*Syzygium szemaoense* Merr. et Perry。
【别名】羊屎果、十年果。
【哈尼族名称】许把。
【药用部位】枝叶。
【功能主治】清热解毒,止咳定喘。用于痢疾、肠炎腹泻。
【哈尼族用药经验】凉,苦、涩。归肺经。有小

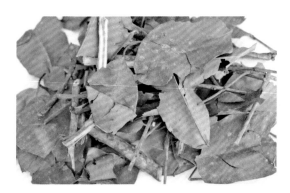
▲ 思茅蒲桃药材

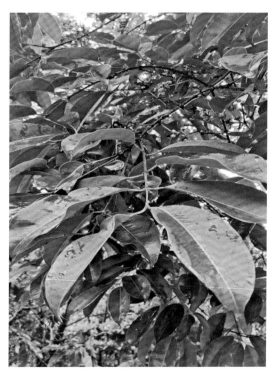
▲ 思茅蒲桃

毒。内服：煎汤，6～15 g；或研末。外用：适量，研末调敷。

【使用注意】小剂量用药。中毒时常有便秘、皮肤瘙痒等症状。发现中毒时，即刻停止药用，多饮水，严重时及时就医。

【易混淆中草药】该品种在植物形态上容易与阔叶蒲桃 Syzygium latilimbum Merr. et Perry、乌墨 Syzygium cumini (L.) Skeels 相混淆。

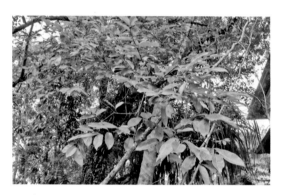

▲ 乌墨

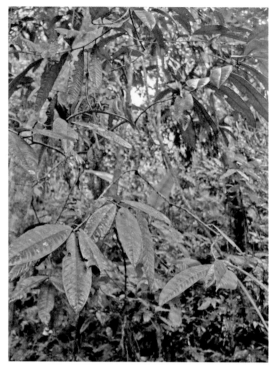

▲ 阔叶蒲桃

# 67. 钩吻

【科属】马钱科，钩吻属。

【拉丁学名】Gelsemium elegans (Gardn. & Champ.) Benth.。

【别名】胡蔓藤、断肠草、狗闹花、烂肠草、朝阳草、大茶药、大茶藤。

【哈尼族名称】协·阿务托。

【药用部位】茎。

【功能主治】祛风攻毒，散结消肿，止痛。用于疥癞、湿疹、瘰疬、痈肿、疔疮、跌打损伤、风湿痹痛、神经痛。

【哈尼族用药经验】温，辛、苦。有大毒。外用：适量，捣敷；或研末调敷；或煎水洗；或烟熏。

【使用注意】只作外用，切忌内服。临床研究表明中毒时出现咽喉灼痛、恶心、呕吐、腹胀痛、腹水、昏迷，严重时可致呼吸困难、呼吸肌麻痹窒息而死亡。发现中毒时及时停止用药，催吐、洗胃、泻下；吸氧，煮野柿叶子服下可解毒。

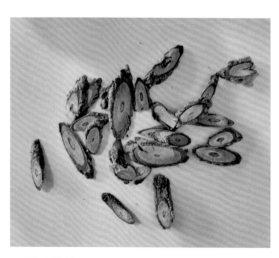

▲ 钩吻药材

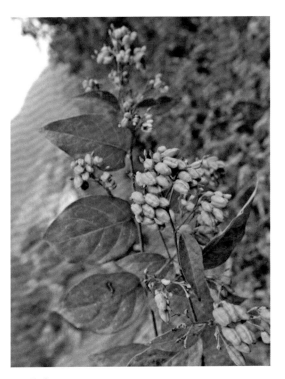

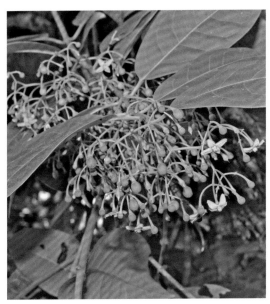

【易混淆中草药】该品种在植物形态上容易与卵叶蓬莱葛 *Gardneria ovata* Wall. 相混淆。

▲ 钩吻

▲ 卵叶蓬莱葛

【物种鉴定DSS候选标记】

| DSS序列 | 起始位置 | GC含量 |
| --- | --- | --- |
| TGTTCAATACATAATGACTGAAGTTAACTTTGGTTGGTTA | 77340-77379 | 30 |
| GAATAAGCGATATTCACTGGGCCAAGAGCACCCCCTCGAG | 40558-40597 | 55 |
| TTAATACAACACCAACATTATTTGATTCCAAATTCAGAGC | 11920-11959 | 30 |
| ATCACTATAAATAAGAACCATAATACCAACGGTAGTGATT | 113134-113173 | 30 |
| TTGACAATATTCTCGGTAATATTAGTAGATATTATTCGAA | 81774-81813 | 25 |
| ATCCATATGTATGGTGGGATCATATGAGGGGTATGTTACT | 61274-61313 | 40 |
| TGAAGCAACAACTGGTACCATAGAGAAGCGGCCATAAACT | 51315-51354 | 45 |
| ATTCCATTTTGAGAGAGTTGAAAAAGCACTATCTCGTTGA | 149080-149119 | 35 |
| TAGACCACCTAAAAAGGAATATTTATTATTTGATCCATAT | 122313-122352 | 25 |
| TAAGAATTCTCAGATGTACTAGTACTAGCACTGCATCTTT | 130885-130924 | 35 |
| CGGAGGGGGCATTAGTTCGTTCTCGCGTTCTTGAATCGAT | 19294-19333 | 52.5 |
| AGGGATCGTACCATTCGAGCCGTTTTTTTTCATGCTTTTC | 103811-103850 | 42.5 |

| DSS序列 | 起始位置 | GC含量 |
| --- | --- | --- |
| GCGGTACCCCAAGCTATTATTGCGAAAATCATTGAATACA | 112154−112193 | 40 |
| AAAAGCGATTCGATTGATGGGATTTGGTATGAGATCGACG | 148369−148408 | 42.5 |
| TATTAATAAATAGGAACACATCCCAACCAATTCCCAAAAA | 112984−113023 | 30 |
| AAATAGGAATCCGTGTTATCAAAGGATTTCCTGCGATTAT | 149801−149840 | 35 |
| ATGTGTACGAACGAGATATCCAGCAACAAGAAGAAGGAAA | 148702−148741 | 40 |
| TACGAGTTGATTTTCGATTACGAGAAATTGATGAAACAAT | 118880−118919 | 30 |
| AAGGTTCCTATCTATCATTATTTCAAGAAAATTTACCGTA | 6540−6579 | 27.5 |

## 68. 须药藤

【科属】萝藦科,须药藤属。

【拉丁学名】*Decalepis khasiana* (Kurz) Ionta ex Kambale。

【别名】羊角藤、大花藤、生藤。

【哈尼族名称】傲扣克聂。

【药用部位】茎藤、根。

【功能主治】祛风散寒,行气通络。用于感冒、咳嗽、脘腹胀痛、风寒湿痹。

【哈尼族用药经验】温,甘、辛。归肺、胃经。有小毒。内服:煎汤,6～15 g;或研粉。

【使用注意】小剂量用药。中毒时出现皮疹。发现中毒时停止用药、多喝水促排泄。

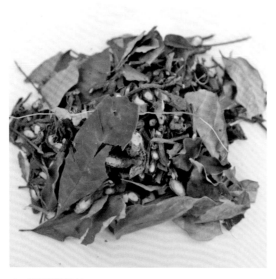

▲ 须药藤药材

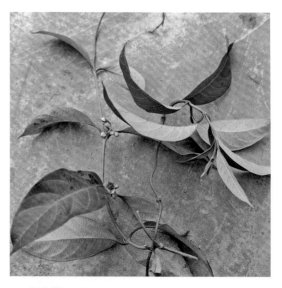

▲ 须药藤

【易混淆中草药】该品种在植物形态上容易与翅果藤 *Myriopteron extensum* (Wight et Arnott) K. Schum.、南山藤 *Dregea volubilis* (L. f.) Bentham ex J. D. Hooker、心叶荟蔓藤 *Cosmostigma cordatum* (Poir.) M. R. Almeida、裂冠牛奶菜 *Marsdenia incisa* P. T. Li & Y. H. Li、通光散 *Marsdenia tenacissima* (Roxb.) Moon、铁草鞋 *Hoya pottsii* Traill、云南匙羹藤 *Gymnema yunnanense* Tsiang、广东匙羹藤 *Gymnema inodorum* (Lour.) Decne.、匙羹藤 *Gymnema sylvestre* (Retz.) Schult.、娃儿藤 *Tylophora ovata* (Lindl.) Hook. Ex Steud.、通天连 *Tylophora koi* Merr. 相混淆。

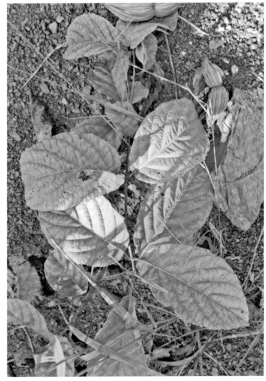

▲ 南山藤

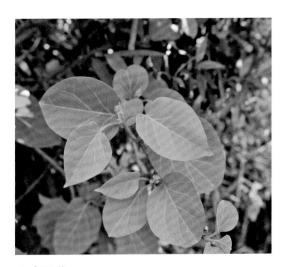

▲ 翅果藤

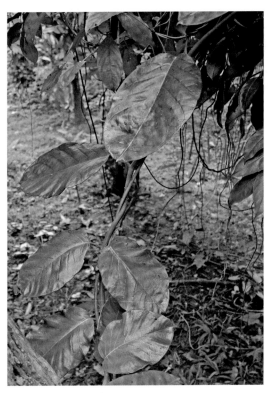

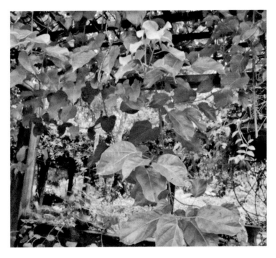

▲ 心叶荟蔓藤

▲ 裂冠牛奶菜

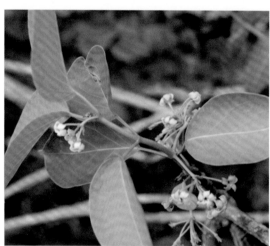

▲ 铁草鞋

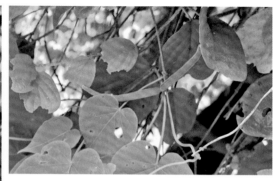

▲ 通光散

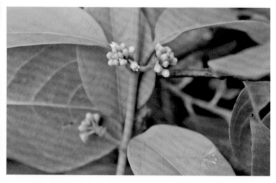

▲ 云南匙羹藤

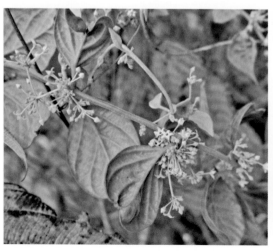

▲ 广东匙羹藤

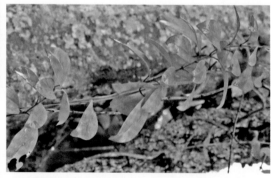

▲ 匙羹藤

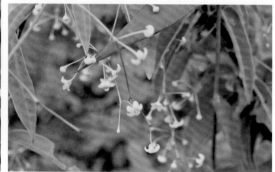

▲ 娃儿藤

▲ 通天连

# 69. 美形金纽扣

【科属】菊科,金纽扣属。

【拉丁学名】*Acmella calva* (Candolle) R. K. Jansen。

【别名】小麻药、铜锤草。

【哈尼族名称】吃比比然。

【药用部位】全草。

【功能主治】祛风除湿,散瘀止痛。用于骨折、跌打损伤、风湿关节痛、经闭、胃寒痛。

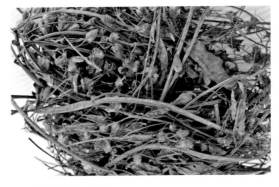

▲ 美形金纽扣药材

【哈尼族用药经验】温,辛、苦。有小毒。内服:水煎,3～6 g。

【使用注意】小剂量用药。中毒时出现腹痛恶心呕吐、皮疹等症状。发现中毒时,即刻停止用药、洗胃。

【易混淆中草药】该品种在植物形态上容易与金纽扣*Acmella paniculata* (Wallich ex Candolle) R. K. Jansen相混淆。

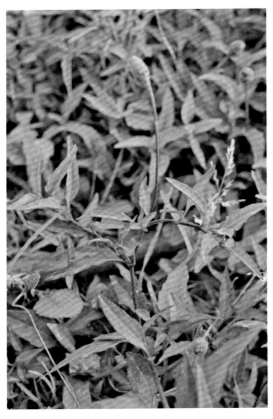

▲ 美形金纽扣

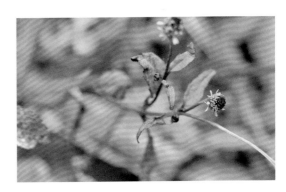

▲ 金纽扣

# 70. 美登木

【科属】卫矛科,美登木属。

【拉丁学名】*Maytenus hookeri* Loes.。

【别名】云南美登木、傣药埋叮囊。

【哈尼族名称】露珠尔序、爬库库聂。

【药用部位】枝叶。

【功能主治】化瘀止痛,凉血解毒。用于内痈、

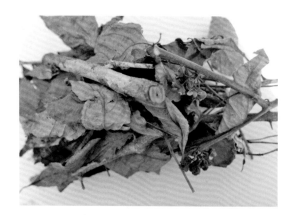

▲ 美登木药材

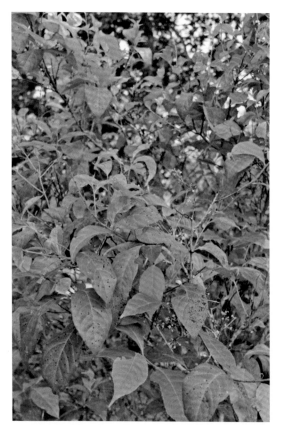

▲ 美登木

结节、瘿瘤等。

【哈尼族用药经验】寒,苦、辛。归肝、脾经。有毒。内服:煎汤,30~60 g;或制成片剂使用。

【使用注意】小剂量用药。采集时避免扎破皮肤。中毒时出现皮肤瘙痒。发现中毒及时停止用药。

【易混淆中草药】该品种在植物形态上容易与圆叶美登木 *Maytenus orbiculatus* C. Y. Wu、滇南美登木 *Maytenus austroyunnanensis* S. J. Pei & Y. H. Li、细梗裸实 *Gymnosporia esquirolii* H. Lév. 相互混淆。

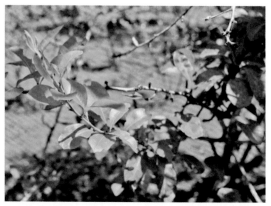

▲ 圆叶美登木

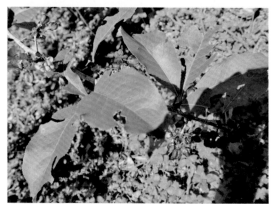

▲ 滇南美登木

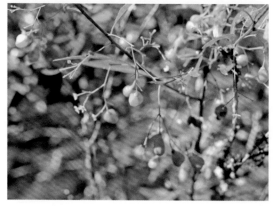

▲ 细梗裸实

【物种鉴定DSS候选标记】

| DSS序列 | 起始位置 | GC含量 |
|---|---|---|
| TTCTCTATTTGTTGATTTTTTTTTTTAATAATTTTCTCTT | 13086－13125 | 15 |
| CAAACTTAAAATTTTCTAATTCCTAAATAAGAAGGATAAG | 87086－87125 | 22.5 |
| AAAGAAAAAGGGGGGTACGAAATAACCATAACCGATGCGT | 64838－64877 | 42.5 |
| ACGGGAATTGAACCCGCGCATGGTGGAAATGGGCGAACGA | 158821－158860 | 57.5 |
| TCTATCAAAAAAATGAGTTAGTTCTGCCAATCCTCTTAAA | 113976－114015 | 30 |
| AAAAAGAGAGAAATTTTTTATTTTAATAGAAACAAAAGG | 288－327 | 17.5 |
| CTATTGTACCTAGGAAATAAGACTGATTCTTTTTACTGCG | 124774－124813 | 35 |
| CTCTATTTTTTTTGTATATAGACTAGACAAAAAAATACAA | 8173－8212 | 20 |
| ACATTTCTCTTTATTTCTTTATCTTTTTTTTTATCCATTC | 33353－33392 | 20 |
| TTTTTATTATGTACTATATTTCGATTTAGAATTTATATTT | 32305－32344 | 12.5 |
| GGTAGGTATACTAAACAATGAATTCTAAGAAATAAAAAAA | 44291－44330 | 22.5 |
| TTTGTGGAATAGTTACGTTATATAGAATATCTTCACTTTG | 19764－19803 | 27.5 |
| GGCGAACGACGGGAATTGAACCCGCGCATGGTGGAAATGG | 158813－158852 | 60 |
| GAAGAAAAATTAGGGGGAGGGGTCAAAAAATCTTCTTATC | 37739－37778 | 37.5 |
| ATAAAAATATCTGAGTACTGAGGCATTCAATACTAATTAG | 28621－28660 | 27.5 |
| CTCAATTACTTATGAAAAATTACCATATCTTTTTTTTAAT | 12313－12352 | 17.5 |
| TCCAAAAAAAAAAAATAAATTTGCAATTGTTTTTTTATCC | 83917－83956 | 17.5 |
| GGGTATATGAGATTACAATGACCAGTACATAGGGTTCGAT | 19301－19340 | 40 |
| CTTTATTAATATATAAAGCGTATATATATATATTTAATAT | 50967－51006 | 10 |

# 71. 姜黄

【科属】姜科,姜黄属。

【拉丁学名】*Curcuma longa* L.。

【别名】黄姜。

【哈尼族名称】阿门妞、此哈妹社。

【药用部位】根茎。

【功能主治】活血行气,通经止痛。用于胸腹胀痛、肩臂痹痛、心痛难忍、产后血气痛、疮癣初发、月经不调、闭经、跌打损伤等。

【哈尼族用药经验】寒,辛、苦。归肝、胆、心经。有小毒。内服:煎服,3～15 g。外用:适量。

【使用注意】姜过敏者忌用。小剂量用药。小部分患者出现皮疹。发现中毒时即刻停止用

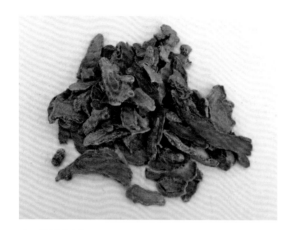

▲ 姜黄药材

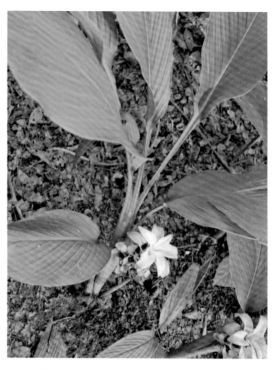

▲ 郁金

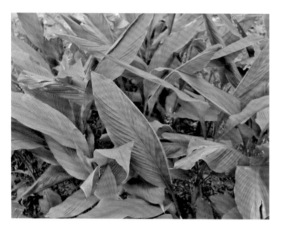

▲ 姜黄

药、促排泄。

【易混淆中草药】该品种在植物形态上容易与郁金 *Curcuma aromatica* Salisb.、白斑凹唇姜 *Boesenbergia albomaculata* S. Q. Tong 相混淆。

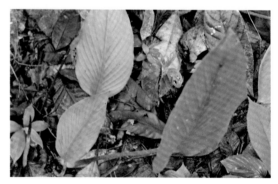

▲ 白斑凹唇姜

【物种鉴定DSS候选标记】

| DSS序列 | 起始位置 | GC含量 |
|---|---|---|
| AAAATAACAATACCCCATTACTATTACATTACATCAAACA | 162277－162316 | 25 |
| CATTACATCAAACAAAATAACAATACCCCATTACTATTAC | 162264－162303 | 27.5 |
| AAACAAAATAACAATACCCCATTACTATTACATTACATCA | 162273－162312 | 25 |
| ATTACATCAAACAAAATAACAATACCCCATTACTATTACA | 162265－162304 | 25 |
| TACATCAAACAAAATAACAATACCCCATTACTATTACATT | 162267－162306 | 25 |
| ACATCAAACAAAATAACAATACCCCATTACTATTACATTA | 162268－162307 | 25 |

续 表

| DSS序列 | 起始位置 | GC含量 |
|---|---|---|
| ATACCCCATTACTATTACATTACATCAAACAAAATAACAA | 162286－162325 | 25 |
| CATCAAACAAAATAACAATACCCCATTACTATTACATTAC | 162269－162308 | 27.5 |
| TACCCCATTACTATTACATTACATCAAACAAAATAACAAT | 162287－162326 | 25 |
| AACAAAATAACAATACCCCATTACTATTACATTACATCAA | 162274－162313 | 25 |
| ACAAAATAACAATACCCCATTACTATTACATTACATCAAA | 162275－162314 | 25 |
| TTACATCAAACAAAATAACAATACCCCATTACTATTACAT | 162266－162305 | 25 |
| TTACATTACATCAAACAAAATAACAATACCCCATTACTAT | 162261－162300 | 25 |
| ACTATTACATTACATCAAACAAAATAACAATACCCCATTA | 162257－162296 | 25 |
| ATCAAACAAAATAACAATACCCCATTACTATTACATTACA | 162270－162309 | 25 |
| CCCCATTACTATTACATTACATCAAACAAAATAACAATAC | 162289－162328 | 27.5 |
| ACAATACCCCATTACTATTACATTACATCAAACAAAATAA | 162283－162322 | 25 |
| TACATTACATCAAACAAAATAACAATACCCCATTACTATT | 162262－162301 | 25 |
| ACCCCATTACTATTACATTACATCAAACAAAATAACAATA | 162288－162327 | 25 |

# 72. 洋金花

【科属】茄科,曼陀罗属。

【拉丁学名】*Datura metel* L.。

【别名】白曼陀罗、闹羊花、枫茄花。

【哈尼族名称】怂冒那企。

【药用部位】花、叶、种子。

【功能主治】花:去风湿,止喘定痛;用于惊痫和寒哮,煎汤洗治诸风顽痹及寒湿脚气。花瓣的镇痛作用尤佳,可用于神经痛等。

【哈尼族用药经验】辛,温。有大毒。取100～200 g泡1 000 g酒外用,内服不超过0.02 mg。

【使用注意】服用时不得超过规定剂量。超出剂量服用后0.5～2 h会出现口干、咽干、吞咽困难、声嘶、脉快、瞳孔散大,皮肤干燥潮红、发烧等症状。食后2～6 h可出现谵妄、幻觉、躁动、抽搐、意识障碍等精神症状。严重者常于12～24 h出现昏睡,呼吸浅慢、血压下降以至发生休克、昏迷和呼吸麻痹等危重征象。严重可致死亡。发现中毒后,应立刻用0.1%的高锰酸钾溶液或1%～6%的鞣酸洗胃,然后内服氧化镁、木炭末或通用解毒剂(活性炭2份、氧化镁1份、鞣酸1份),也可用盐类泻剂灌服,同时静脉注射葡萄糖溶液,以促进毒物的排出。呼吸抑制者应及时给予兴奋剂(如尼可刹米、洛贝林等);或用甘草30 g,绿豆60 g煎汤频服;或用绿豆120 g、金银花60 g、连翘30 g、甘草15 g煎水服;亦可用防风、桂枝煎汤服。严重时及时就医。

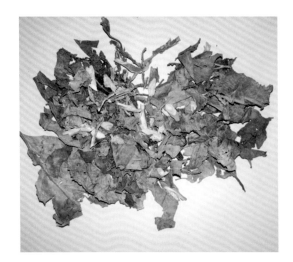

▲ 洋金花药材

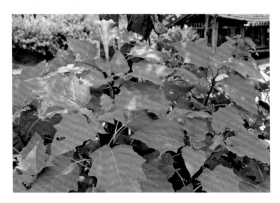

▲ 洋金花

【易混淆中草药】该品种在植物形态上容易与大花木曼陀罗 *Brugmansia suaveolens* (Humb. et Bonpl. ex Willd.) Bercht. et J. Presl相混淆。

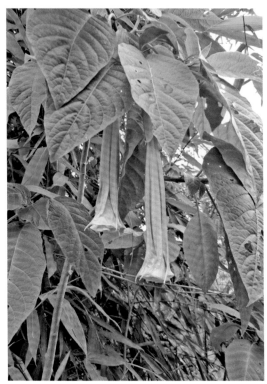

▲ 大花木曼陀罗

【物种鉴定DSS候选标记】

| DSS序列 | 起始位置 | GC含量 |
|---|---|---|
| CTTCCCAAACAGATACTCCTACATCTATATATAAACGCTG | 94879-94918 | 37.5 |
| CCAATTGGATAAGTATGAATAAAGGATCCATGGATGAAGA | 9570-9609 | 35 |
| TTTGTTACTATTTCTTATTTAATTTCATAAATAGCATTAA | 37625-37664 | 15 |
| AAATTTTGAAAGTTCCCTTTTCGACATCATTATTAGAAGA | 6622-6661 | 27.5 |
| TTTTAGATTTATGAAAAAAAAATAAATAGGAAATAGCTGA | 115469-115508 | 17.5 |
| CTTAACGGGCAAAGCGAGCCCCTTTATTCTGACTTAAAGA | 110143-110182 | 45 |
| GTACCATGACCAAAATGAACTCCCGCCTCCATCATCTCTT | 16737-16776 | 47.5 |
| ATTACACAATCTAATCCTTGTTTCGAGTATATACAGAGAA | 129683-129722 | 30 |
| CGCAGATTGATCGATATAAAGTTCGTAAAAAGAACCAAAT | 64877-64916 | 32.5 |

续　表

| DSS序列 | 起始位置 | GC含量 |
|---|---|---|
| CAAGAATCATAAAAGGTCGTGTCATCTTTCTTCTGTTTTT | 112358−112397 | 32.5 |
| TTTTTTTTTTTCAAATACCCCACTAGAAACAGATCACAAT | 82613−82652 | 27.5 |
| GTTGTACATCGGCTCTTCTGGCAAGTCTGATTATCCCTGT | 81487−81526 | 47.5 |
| GACATGGTCTCTCTGGATCCCATTGAATTTGATTCGGAGG | 59954−59993 | 47.5 |
| TTTTCTATTTTTTATGATACCTCTTAATTGTTAATTGAAT | 120407−120446 | 17.5 |
| TGAAAGTTCCCTTTTCGACATCATTATTAGAAGAAAATTT | 6628−6667 | 27.5 |
| TTGTAAAACTCCAATCTAGTATTCATATTTGTATTCATTT | 32754−32793 | 22.5 |
| AACAGATTCGATACAATTCAACAGAATCTAAGAAATGATC | 67341−67380 | 30 |
| TTGATGTAGTATCGTCTACTCGAATTAGATTCGAATGAGA | 125422−125461 | 35 |
| CTCTCTGGATCCCATTGAATTTGATTCGGAGGAGGAGCCT | 59962−60001 | 50 |

# 73. 穿心莲

【科属】爵床科,穿心莲属。

【拉丁学名】*Andrographis paniculata* (Burm. F.) Nees。

【别名】四方草、春莲秋柳、苦胆草、一见喜。

【哈尼族名称】阿木木起。

【药用部位】全草。

【功能主治】清热解毒,消肿止痛,凉血燥湿。用于外感发热、温病初起、肺热咳喘、肺痈吐脓、咽喉肿痛、湿热泻痢、热淋涩痛、湿疹瘙痒、臃肿疮毒、蛇虫咬伤,现主要用于细菌性痢疾、尿路感染、急性扁桃体炎、肠炎、咽喉炎、肺炎和流行性感冒等;外用治疮疖肿毒、外伤感染等。

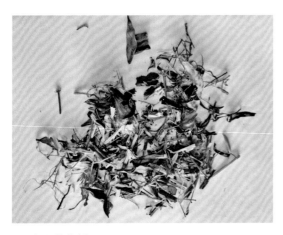

▲ 穿心莲药材

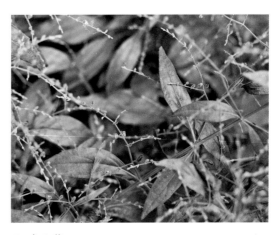

▲ 穿心莲

【哈尼族用药经验】寒，苦。归心经、肺经、大肠经、膀胱经。有小毒。内服：煎汤，9～20 g，单味大剂量可用至30～50 g；研末，每次0.6～2 g，装胶囊吞服或开水送服。外用：适量，捣烂或制成软膏涂患处；或水煎滴眼、耳。

【使用注意】小剂量用药。孕妇忌用，对此药过敏者忌服。多服可引起呕吐、恶心、食欲不振。发现中毒时应停止用药，严重时及时就医。

【易混淆中草药】该品种在植物形态上容易与疏花穿心莲 *Andrographis laxiflora* (Bl.) Lindau 相混淆。

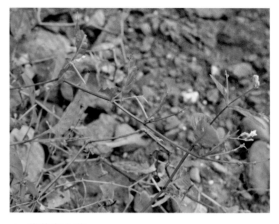

▲ 疏花穿心莲

【物种鉴定DSS候选标记】

| DSS序列 | 起始位置 | GC含量 |
| --- | --- | --- |
| TCTGTATGAATTAGCCGTTTTTGATCCTTCTGACCCTGTT | 70980－71019 | 40 |
| CATAACCGACAGATCCAAGATACATTCCTACAAGTAAAAG | 18953－18992 | 37.5 |
| TTTTTTCTTTGGCCGGGGGGAAGATAGATTCTGAAGTTTT | 31355－31394 | 40 |
| TTTTCCCTTAAGTAATATATATGAATCATTAATCTTTCTT | 111437－111476 | 20 |
| TTTGATACAAAATCAGCTGTCCCTCTTTTTTTCCAGACAG | 120915－120954 | 37.5 |
| AGAAAATGCTTCAAATTAGACCATTATTATGATATTAGAT | 26425－26464 | 22.5 |
| TTGGCTCTTTCTACAAAGCAAAGAAATGATCTATTTTTTT | 41270－41309 | 27.5 |
| GTCTTGCATAATTTTTTTCAATATCTTTTTGTTCTGGTAG | 121251－121290 | 27.5 |
| TGGGAGTGTGTGACTTGAACTATTGATTGATCTGTGTAGA | 74901－74940 | 40 |
| TGGAAAAGAATAGAATCTCGAATTTCCAATAAATATTCAA | 45345－45384 | 25 |
| GATATGCCTATTATGAATCTGCACCCCCTGAGATCGATAA | 16204－16243 | 42.5 |
| GGTCTGGAGAAAGCTGCAATCAATAGGATTTCTCCCTTCC | 100477－100516 | 47.5 |
| GTTGTATCCGAAACGGTGTTAAGAAGGTATCAACAGGCAT | 66177－66216 | 42.5 |
| GCTGTCCCTCTTTTTTTCCAGACAGTCGAATGGGTTCGAT | 120930－120969 | 47.5 |
| CGCTCTAATATGATCCGCTTTATAAGTAAGCATCTCTTGT | 23065－23104 | 37.5 |
| TAGACAAGATATGAATTGTAGAGAAAATGGAATTTCCACA | 3018－3057 | 30 |
| TTCTTTAAAGGATTAAATCCTTTACCTCTCAATCAGAAAT | 8563－8602 | 27.5 |
| TTCCGTCTTTGCCTTCAATTACATCCGAAAATGACTTGTA | 20980－21019 | 37.5 |
| AACTTATCGGAATTAAAGTAAATAAGAATGGGAGTTTTCTT | 57594－57633 | 25 |

# 74. 冠唇花

【科属】唇形科,冠唇花属。

【拉丁学名】*Microtoena insuavis* (Hance) Prain ex Dunn.。

【别名】野藿香、广藿香。

【哈尼族名称】阿乐咪吃。

【药用部位】枝、叶。

【功能主治】祛风散寒,温中理气。用于风寒感冒、咳喘气急、脘腹胀痛、消化不良、泻痢腹痛、周身麻木、跌打损伤。

【哈尼族用药经验】温,辛、苦。归脾、胃、大肠经。有毒。内服:煎汤,10～30 g。外用:适量,鲜品捣烂外敷。

【使用注意】小剂量用药。中毒时,出现轻度腹泻。发现中毒应立即停止用药。

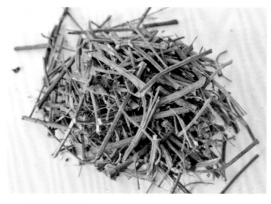

▲ 冠唇花药材

【易混淆中草药】该品种在植物形态上容易与秀丽火把花 *Colquhounia elegans* Wall.、藤状火把花 *Colquhounia sequinii* Vaniot 相混淆。

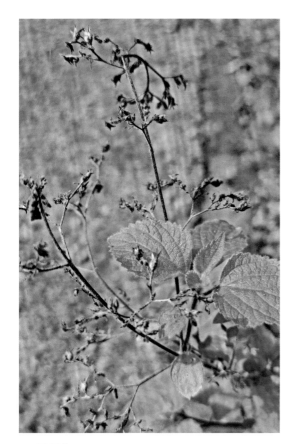

▲ 冠唇花

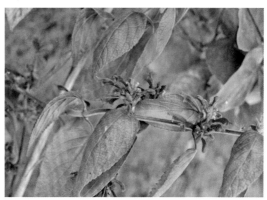

▲ 秀丽火把花

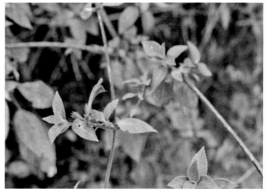

▲ 藤状火把花

# 75. 络石

【科属】夹竹桃科,络石属。

【拉丁学名】*Trachelospermum jasminoides* (Lindl.) Lem.。

【别名】石龙藤、万字花、万字茉莉。

【哈尼族名称】哈罗阿叉。

【药用部位】全草。

【功能主治】 祛风通络,凉血消肿。用于风湿热痹、筋脉拘挛、腰膝酸痛、痈肿等。

【哈尼族用药经验】温,苦。有毒。

　　用于关节炎:络石藤、五加根皮各50 g,牛膝根25 g。水煎服,白酒引。

【使用注意】小剂量用药。畏寒易泄者勿服。部分患者引起咳嗽、腹痛。此时,应即刻停止用药,症状严重时及时就医。

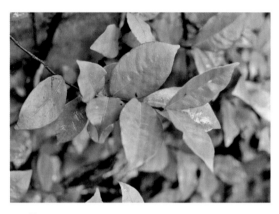

▲ 络石

【易混淆中草药】该品种在植物形态上容易与花叶络石 *Trachelospermum jasminoides* 'Flame' 相混淆。

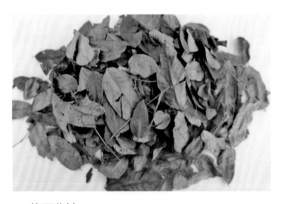

▲ 络石药材

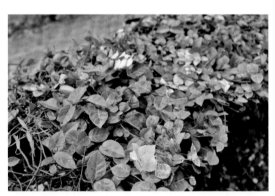

▲ 花叶络石

【物种鉴定DSS候选标记】

| DSS序列 | 起始位置 | GC含量 |
| --- | --- | --- |
| AACCCGCGCATGGTGGATTTGGGCGAACGACGGGAATTGA | 155539-155578 | 57.5 |
| TTACGGCTTTACGGCCATTCTATGGAATAAAAAAGTTTGA | 114176-114215 | 35 |
| GCATGGTGGATTTGGGCGAACGACGGGAATTGAACCCGCG | 155546-155585 | 60 |
| CGGGAATTGAACCCGCGCATGGTGGATTTGGGCGAACGAC | 155530-155569 | 60 |
| TTGAACCCGCGCATGGTGGATTTGGGCGAACGACGGGAAT | 155536-155575 | 57.5 |
| CTTTACGGCCATTCTATGGAATAAAAAAGTTTGAAAAAAA | 114182-114221 | 27.5 |

续　表

| DSS序列 | 起始位置 | GC含量 |
|---|---|---|
| ACGGGAATTGAACCCGCGCATGGTGGATTTGGGCGAACGA | 155529－155568 | 57.5 |
| ATTTTTTTTTTTTTTTGCTATTTCATTTTTTTTTCAATTG | 54106－54145 | 12.5 |
| TAAAAACGATTTTACGGCTTTACGGCCATTCTATGGAATA | 114165－114204 | 35 |
| ATTGATTTTTTTTTTTTTTGCTATTTCATTTTTTTTTTCA | 54102－54141 | 12.5 |
| GTGGATTTGGGCGAACGACGGGAATTGAACCCGCGCATGG | 155551－155590 | 60 |
| GATTTTTTTTTTTTTTTGCTATTTCATTTTTTTTTTCAATT | 54105－54144 | 12.5 |
| GAATAAAAACGATTTTACGGCTTTACGGCCATTCTATGGA | 114162－114201 | 37.5 |
| CGCGCATGGTGGATTTGGGCGAACGACGGGAATTGAACCC | 155543－155582 | 60 |
| AACGATTTTACGGCTTTACGGCCATTCTATGGAATAAAAA | 114169－114208 | 35 |
| TATTGATTTTTTTTTTTTTTTGCTATTTCATTTTTTTTTC | 54101－54140 | 12.5 |
| GAACGACGGGAATTGAACCCGCGCATGGTGGATTTGGGCG | 155524－155563 | 60 |
| TGGGCGAACGACGGGAATTGAACCCGCGCATGGTGGATTT | 155519－155558 | 57.5 |
| GACGGGAATTGAACCCGCGCATGGTGGATTTGGGCGAACG | 155528－155567 | 60 |

## 76. 素馨花

【科属】木犀科,素馨属。

【拉丁学名】*Jasminum grandiflorum* L.。

【别名】素英、耶悉茗花、野悉蜜、大花茉莉、四季茉莉。

【哈尼族名称】达波饿志。

【药用部位】枝叶。

【功能主治】疏肝解郁,行气止痛。用于肝郁气滞所致的胁肋脘腹作痛,以及下痢腹痛。现代医学研究表明还可用于胃痛、肝炎、月经不调、痛经、带下、口腔炎、皮肤瘙痒、睾丸炎、乳腺炎、淋巴结结核。

【哈尼族用药经验】平,苦。归肝经。有小毒。内服,煎汤,3～10 g;或代茶饮。

【使用注意】小剂量用药。采集时多注意使用花叶。中毒时出现皮疹、恶心等症状。发现中毒时及时停止药用,症状严重时及时就医。

【易混淆中草药】该品种在植物形态上容易与多花素馨*Jasminum polyanthum* Franchet、长萼素馨 *Jasminum annamense* subsp. *glabrescens* P. S. Green、高贵素馨*Jasminum nobile* C. B. Clarke、白皮素馨 *Jasminum rehderianum* Kobuski、青藤仔*Jasminum nervosum* Lour.、密花素馨*Jasminum tonkinense* Gagnep.、厚叶素馨*Jasminum pentaneurum* Hande-Mazzetti、元江素馨*Jasminum yuanjiangense* P. Y. Bai、咖啡素馨*Jasminum coffeinum* Handel-Mazzetti、扭肚藤*Jasminum elongatum* ( Bergius) Willdenow、

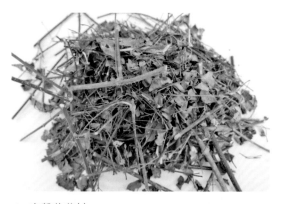

▲ 素馨花药材

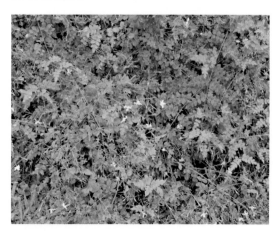

▲ 素馨花

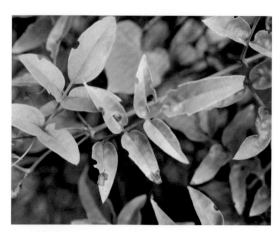

▲ 多花素馨

滇素馨*Chrysojasminum subhumile* (W. W. Sm.) Banfi & Galasso、桂花素馨*Jasminum laurifolium* var. *brachylobum* Kurz、异叶素馨*Jasminum wengeri* C. E. C. Fischer、狭叶素馨*Jasminum duclouxii* (H. Leveille) Rehder、清香藤*Jasminum lanceolaria* Roxburgh、大果素馨*Jasminum lanceolaria* Roxb.、白萼素馨*Jasminum albicalyx* Kobuski、迎春花*Jasminum nudiflorum* Lindl.相混淆。

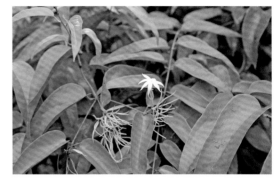

▲ 长萼素馨

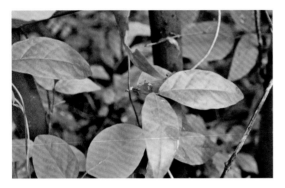

▲ 高贵素馨

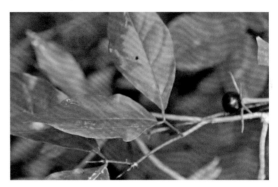

▲ 白皮素馨

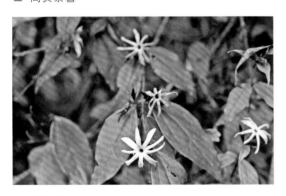

▲ 青藤仔

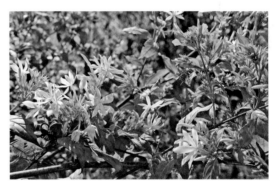

▲ 密花素馨

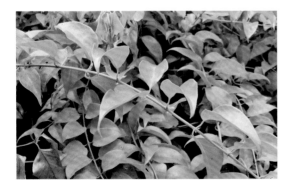

▲ 厚叶素馨

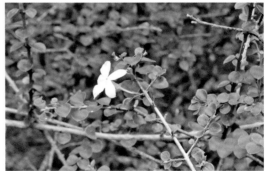

▲ 元江素馨

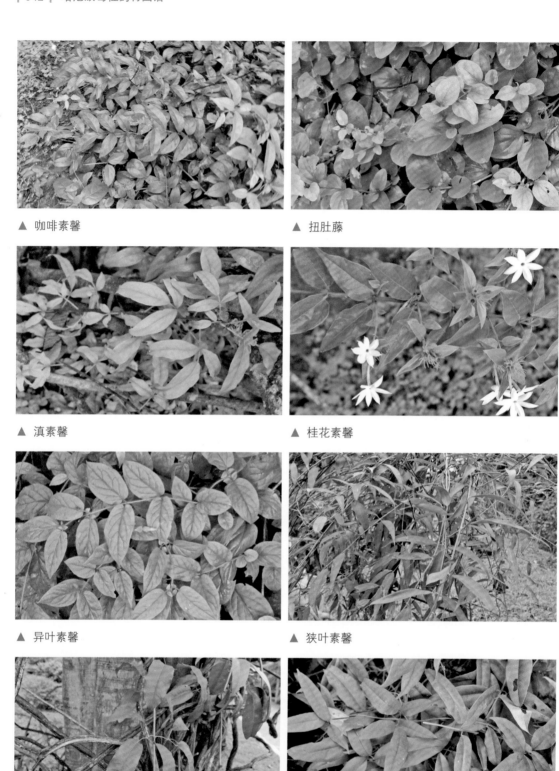

▲ 咖啡素馨　　　　　　　　　　▲ 扭肚藤

▲ 滇素馨　　　　　　　　　　　▲ 桂花素馨

▲ 异叶素馨　　　　　　　　　　▲ 狭叶素馨

▲ 清香藤　　　　　　　　　　　▲ 大果素馨

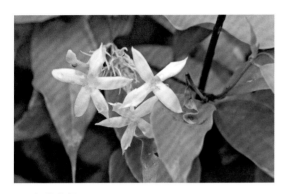

▲ 白萼素馨

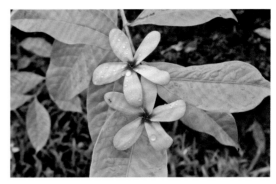

▲ 迎春花

# 77. 盐肤木

【科属】漆树科,盐肤木属。

【拉丁学名】*Rhus chinensis* Mill.。

【别名】五倍子树、五倍柴、五倍子。

【哈尼族名称】石玛拉千、洗杩洗沏。

【药用部位】根。

【功能主治】清热解毒,活血散淤,消肿止痛,消炎杀菌,止咳平喘。根:用于咳嗽咯血、痢疾、痔疮出血,现代医学研究表明还可用于肠炎、感冒发热、支气管炎。根、叶外用治跌打损伤、毒蛇咬伤、漆疮。

【哈尼族用药经验】寒,酸、咸。归肺经。有毒。根:内服煎汤,9～15 g,鲜品25～60 g;外用适

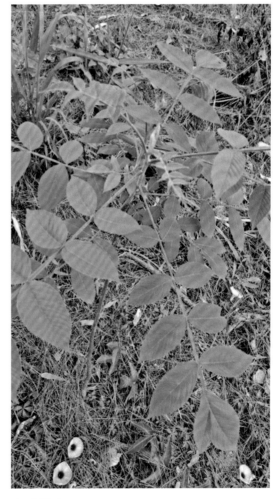

▲ 盐肤木

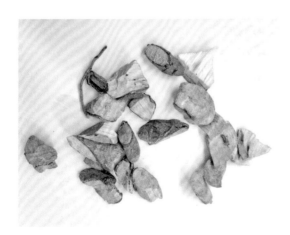

▲ 盐肤木药材

量,研末调敷,或煎水洗,或鲜品捣敷。叶:内服煎汤,10～15 g(鲜品25～60 g);外用适量,煎水洗,或鲜品捣烂敷,或捣汁涂。

【使用注意】小剂量用药。部分患者出现便秘、皮疹等症状。发现中毒时及时停止用药,多饮水。

【易混淆中草药】该品种在植物形态上容易与滨盐肤木 *Rhus chinensis* var. *roxburghii* (DC.) Rehd. 相混淆。

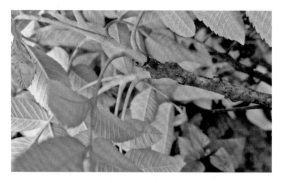

▲ 滨盐肤木

【物种鉴定DSS候选标记】

| DSS序列 | 起始位置 | GC含量 |
|---|---|---|
| AAAAAAAAAGTGCAGCTGGTCGGATCCAGCCTATTCTTGA | 14351－14390 | 42.5 |
| CGAATTATAATGTCAAATATCAAATAGATATATAAAATCA | 5934－5973 | 17.5 |
| TAAGAATTTTAGGAAAAAGATTTTTTAGATCTCTTTCCCC | 15891－15930 | 27.5 |
| ACGACTCGAAAAGATATAAAAAGAAAATAAAGAATATCT | 9840－9879 | 22.5 |
| GCGGAAGAAAAAAAAAAGAATCGACCGTTTCACTATTCCA | 49972－50011 | 37.5 |
| ATAATAATTAGTAGAAATACTCAACTGAATCCGTTGATAC | 3479－3518 | 27.5 |
| TCCTTGCTTTTCTATCAATCTCTAATTCTAATCTGCCTCC | 27919－27958 | 37.5 |
| ATAGAGAACGAAGTAACTAGAAAGATTGGTATTGTCAGAA | 10850－10889 | 32.5 |
| GAATTTTGATTTTTTGTTCTTCCGTTTCTTTTTTCCGAAC | 15108－15147 | 30 |
| AAAATTCAAATAAACGACTCGAAAAGATATAAAAAGAAA | 9827－9866 | 20 |
| TTTTCATTCGGAAAAGCGGAAGAAAAAAAAAGAATCGAC | 49957－49996 | 32.5 |
| CCTTTATCCAAAACTTCGATTCTACTTAAAAATTCCTTAT | 131533－131572 | 27.5 |
| GACTCGAAAAGATATAAAAAGAAAATAAAGAATATCTCT | 9842－9881 | 22.5 |
| GAATGTATCCTTGAAAAATAAACTAGATATGGCACGTAAG | 7910－7949 | 32.5 |
| TCATTCGGAAAAGCGGAAGAAAAAAAAAAGAATCGACCGT | 49960－49999 | 37.5 |
| GTAAGAGATCCTTTATCCAAAACTTCGATTCTACTTAAAA | 131524－131563 | 30 |
| TTGATTATAATAATTAGTAGAAATACTCAACTGAATCCGT | 3473－3512 | 25 |
| TTTGTTTTCATTCGGAAAAGCGGAAGAAAAAAAAAAGAAT | 49953－49992 | 27.5 |
| AAAACTTCGATTCTACTTAAAAATTCCTTATTTAAGTTGT | 131542－131581 | 22.5 |

# 78. 鸭跖草

【科属】鸭跖草科,鸭跖草属。

【拉丁学名】*Commelina communis* L.。

【别名】滇紫参、小活血、小红药、小舒筋、小红参。

【哈尼族名称】鸭猴。

【药用部位】根。

【功能主治】活血舒筋,祛瘀生新,调养气血。用于风湿疼痛、跌打损伤、月经不调、经闭、带下、产后关节痛、肺痨咯血、头晕失眠、贫血。

【哈尼族用药经验】温,甘、苦。有小毒。内服:煎汤,15～30 g。

【使用注意】小剂量用药。中毒时常出现腹泻。

发现中毒时即刻停止用药。

【易混淆中草药】该品种在植物形态上容易与紫背鹿衔草 *Murdannia divergens* (C. B. Clarke) Fruckn.、宽叶水竹叶 *Murdannia japonica* (Thunb.) Faden、大苞鸭跖草 *Commelina paludosa* Bl.、竹叶子 *Streptolirion volubile* Edgew.、红毛竹叶子 *Streptolirion volubile* subsp. *khasianum* (C. B. Clarke) Hong 相混淆。

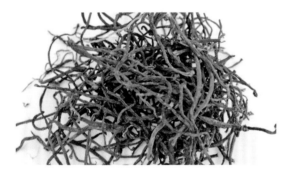

▲ 鸭跖草药材

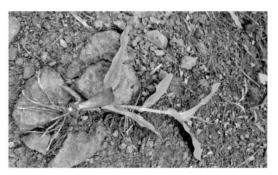

▲ 紫背鹿衔草

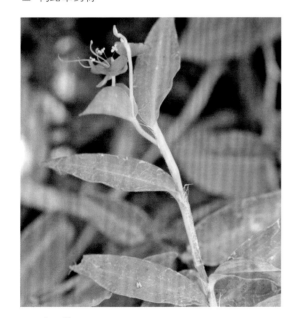

▲ 鸭跖草

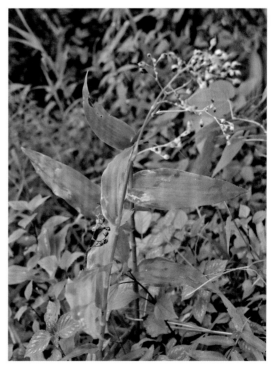

▲ 宽叶水竹叶

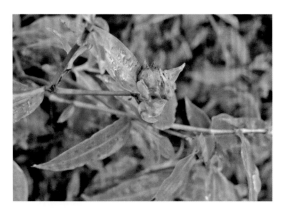

▲ 大苞鸭跖草

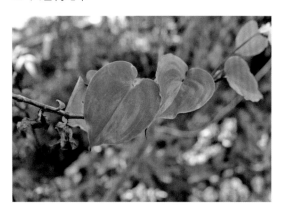

▲ 竹叶子

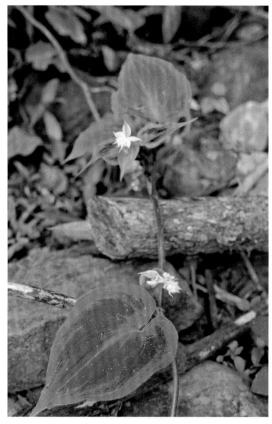

▲ 红毛竹叶子

## 【物种鉴定DSS候选标记】

| DSS序列 | 起始位置 | GC含量 |
| --- | --- | --- |
| AAAAAAGAAATTCTTTTTTTCTTTCATTTAAAAATTATTA | 119270-119309 | 10 |
| TTGAGTTCGGGGTCCGACGGAAAATAAAAGGATAAAAACC | 33674-33713 | 42.5 |
| AGTTCTGGGACAGAAATATTCTACTAAACATTCAATCCTT | 34520-34559 | 32.5 |
| TGGTAATCGTTTTTGAATCAAAAGGTTTTTCTTTGTCTAT | 123850-123889 | 27.5 |
| GGCAAATATAATGGTATCCCAAGCCTCCGCTATAGCTATC | 131794-131833 | 45 |
| TTTTTGTTCATTAATAGAAATCCAATAGTTATATAGTTGT | 132877-132916 | 20 |
| TTGGAACCACGCGCGTCTAAAGCACCTTTTACTAAAATCA | 40410-40449 | 42.5 |
| AGTATGAAAGCTATAATTCTAAATCACGATTGAATTTATG | 77890-77929 | 25 |
| GGCAGAGGCAAATAGAGCCTTTGCACATTTTCGTTAATCC | 145883-145922 | 45 |
| GATAGCCTCGGACCAATCAATCAAATATTGATTAAAATAT | 154408-154447 | 30 |

| DSS序列 | 起始位置 | GC含量 |
|---|---|---|
| GAACCACGCTCCCTTATCTTTCTCGTAATACTGAACGAGA | 46874－46913 | 45 |
| GGGCTTTTCCTGCGCAGCTTAGGTGGAAGGCGAAGAAGGC | 110830－110869 | 60 |
| CTTTTTCAATGCGATAAAATAAAATGACATAGTGTCTATT | 76161－76200 | 25 |
| ATAAGAAAAAAAGATCTTTGTTTTTCAGTTTTGGAATTT | 129902－129941 | 20 |
| AAGCAGGATTCTACGTAAAGAAAAAGGGGGGTATGAAATA | 65863－65902 | 37.5 |
| CTCCGCTATAGCTATCCGATCGTTTTCTTCTTCTTTATCC | 131818－131857 | 42.5 |
| TATTTAAATATAAAATTTAGTGGCAGAAAAATAACGAATT | 34965－35004 | 17.5 |
| ACGAAATAACTAGACTAGACGAATTTTATATAGTTCCTCT | 10954－10993 | 30 |
| GATCAAATTCGCGAATGTTTTAACTAGAAAGTAAATGTAT | 63503－63542 | 27.5 |

# 79. 圆叶眼树莲

【科属】萝藦科,眼树莲属。

【拉丁学名】*Dischidia nummularia* R. Brown。

【别名】小叶眼树莲、瓜子金。

【哈尼族名称】阿叉叉了许。

【药用部位】全草。

【功能主治】清肺热,化疟,凉血解毒,养阴生津。用于高热伤津、口渴欲饮、目赤、肿痛。民间有用于肺燥咳血、疮疖肿毒、小儿疳积、痢疾、跌打肿痛、毒蛇咬伤。

【哈尼族用药经验】微苦、凉。归肝、胃经。有小毒。内服:9～25 g,煎汤。

【使用注意】小剂量用药。中毒时出现皮疹。

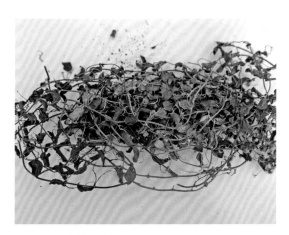

▲ 圆叶眼树莲药材

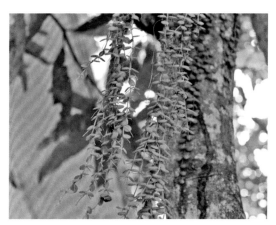

▲ 圆叶眼树莲

发现中毒时停止用药、多喝水促排泄。

【易混淆中草药】该品种在植物形态上容易与滴锡眼树莲 *Dischidia tonkinensis* Costantin、串钱藤 *Dischidia oiantha* Schltr. 相混淆。

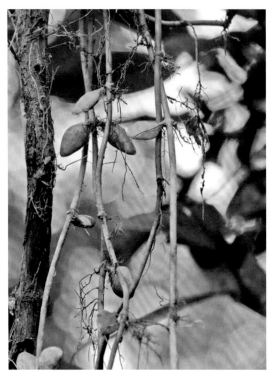

▲ 滴锡眼树莲

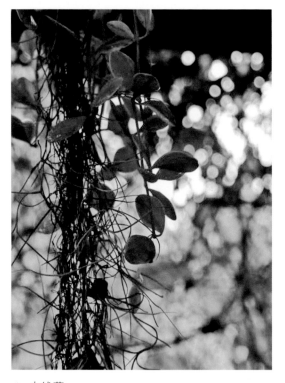

▲ 串钱藤

# 80. 笔管草

【科属】木贼科，木贼属。

【拉丁学名】*Equisetum ramosissimum* subsp. *debile* (Roxb. ex Vauch.) Hauke。

【别名】节节草，节骨草，响草。

【哈尼族名称】阿木木造。

【药用部位】全草。

【功能主治】清肝明目，止血，利尿通淋。用于风热感冒、咳嗽、目赤肿痛、云翳、鼻衄、尿血、肠风下血、淋证、黄疸、带下、骨折。

【哈尼族用药经验】平，苦，微甘。归肺、肝、膀胱经。有毒。内服：煎汤，10～30 g，鲜品30～60 g。外用：适量，捣敷；或研末撒。

【使用注意】小剂量用药。小部分患者出现头晕。发现中毒时停止用药。

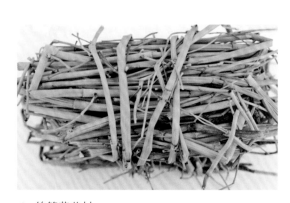

▲ 笔管草药材

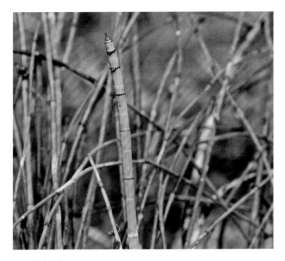

▲ 笔管草

【易混淆中草药】该品种在植物形态上容易与节节草 *Equisetum ramosissimum* Desf.、披散木贼 *Equisetum diffusum* D. Don 相混淆。

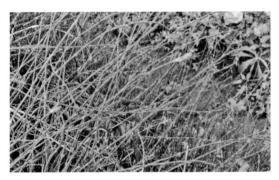

▲ 节节草

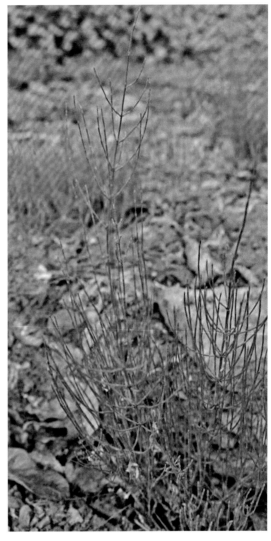

▲ 披散木贼

## 81. 倒吊笔

【科属】夹竹桃科,倒吊笔属。

【拉丁学名】*Wrightia pubescens* R. Br.。

【别名】常子、九浓木、枝桐木、屐木、苦常。

【哈尼族名称】米吃吃。

【药用部位】根、枝叶。

【功能主治】根:用于颈淋巴结结核、风湿关节炎、腰腿痛、黄疸型肝炎、肝硬化腹水、白带,现代研究结果表明还可用于慢性支气管炎。叶:用于感冒发热。

【哈尼族用药经验】平,甘。归肺、膀胱经。有毒。内服:煮水,根15～30 g,根皮9～15 g,叶6～9 g。

【使用注意】小剂量用药。中毒时多出现口干舌燥。发现中毒多饮水可缓解症状。

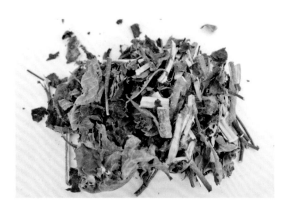

▲ 倒吊笔药材

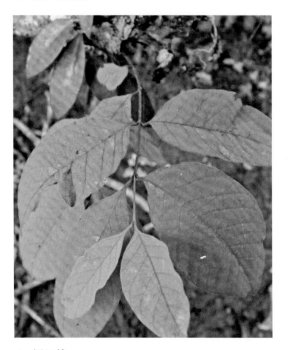

▲ 倒吊笔

【易混淆中草药】该品种在植物形态上容易与无冠倒吊笔 *Wrightia religiosa* (Teijsmann & Binnendijk) Bentham 相混淆。

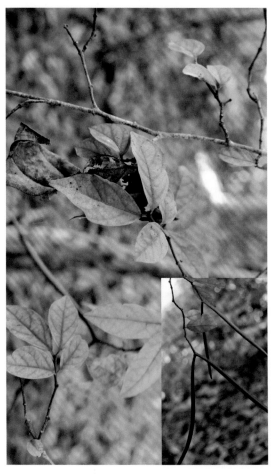

▲ 无冠倒吊笔

## 82. 臭茉莉

【科属】马鞭草科,大青属。

【拉丁学名】*Clerodendrum chinense* var. *simplex* (Moldenke) S. L. Chen。

【别名】大红袍、臭八宝、矮童子、野朱桐、臭枫草、臭珠桐。

【哈尼族名称】坡努努补、爬波波聂。

【药用部位】枝叶、根。

【功能主治】解毒消肿,祛风湿,降血压。叶:外用治湿疹、皮肤瘙痒。根:用于风湿性关节炎、脚气水肿、白带。枝叶:用于痈疽、疔疮、发背、乳痈、痔疮、湿疹、丹毒、风湿痹痛;现代医学研究表明还可用于高血压、支气管炎。

【哈尼族用药经验】平,微苦。归心、肝、脾经。有毒。内服:煎汤,9～15 g,鲜品25～60 g;或

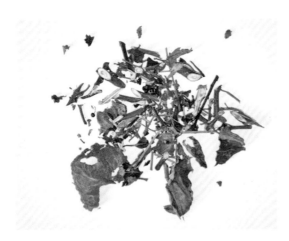

▲ 臭茉莉药材

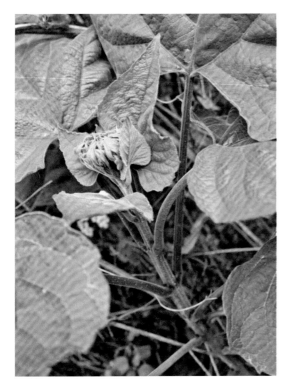

▲ 臭茉莉

重瓣臭茉莉 *Clerodendrum chinense* (Osbeck) Mabberle、泰国垂茉莉 *Clerodendrum garrettianum* Craib、大青 *Clerodendrum cyrtophyllum* Turcz.、圆锥大青 *Clerodendrum paniculatum* L.、绢毛大青 *Clerodendrum villosum* Blume、南垂茉莉 *Clerodendrum henryi* P'ei、三对节 *Clerodendrum serratum* (L.) Moon、赪桐 *Clerodendrum japonicum* (Thunb.) Sweet 相混淆。

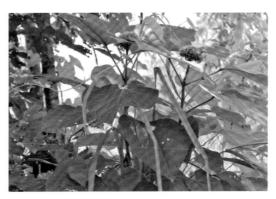

▲ 腺茉莉

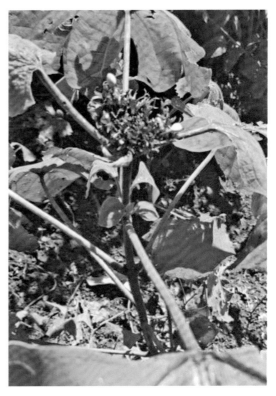

▲ 重瓣臭茉莉

捣汁;或入丸剂。外用:适量,煎水熏洗;或捣敷;或研末调敷。

【使用注意】小剂量用药。孕妇慎服。中毒时常出现恶心、呕吐等症状。发现中毒时即刻停止用药、多饮水。

【易混淆中草药】该品种在植物形态上容易与腺茉莉 *Clerodendrum colebrookianum* Walp.、

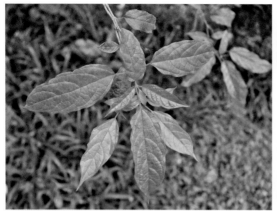

▲ 泰国垂茉莉

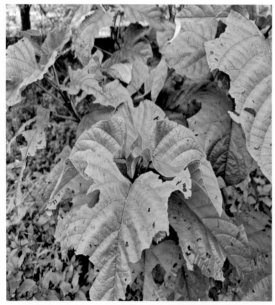

▲ 大青

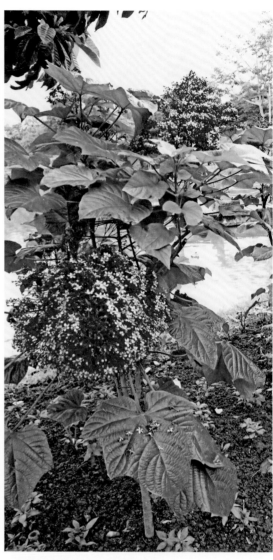

▲ 圆锥大青

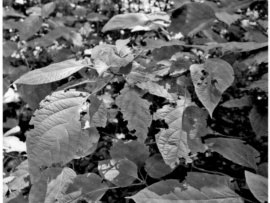

▲ 绢毛大青

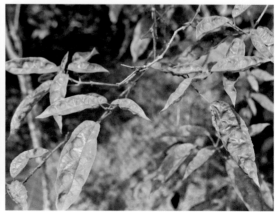

▲ 南垂茉莉

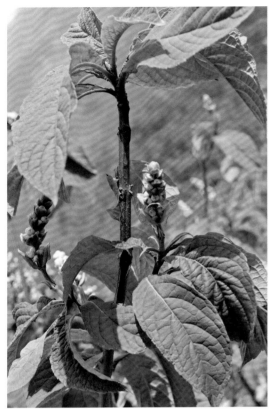

▲ 三对节

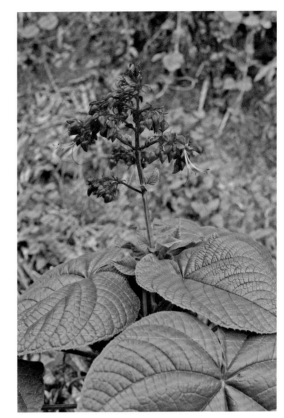

▲ 赪桐

# 83. 海芋

【科属】天南星科,海芋属。

【拉丁学名】*Alocasia odora* (Roxburgh) K. Koch。

【别名】大黑麻芋、大黑附子。

【哈尼族名称】被阿。

【药用部位】根。

【功能主治】润肺止咳,退热,祛风湿,止血。用于高热、咳血、流感、感冒、风湿性心脏病、风湿骨痛。现代医学研究表明还可用于肺结核、气管炎、支气管炎。

【哈尼族用药经验】温、苦。归肺、心经。有大毒。使用时水煎 1～5 g。用大米共炒至焦黄,久煎(2 h以上)去毒。

【使用注意】孕妇禁服。中毒时舌肿麻木,现代

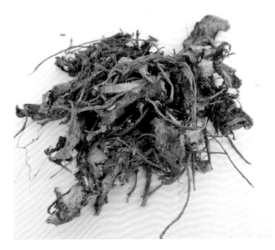

▲ 海芋药材

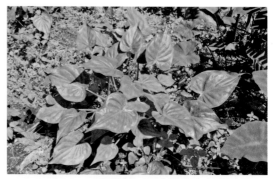

▲ 尖尾芋

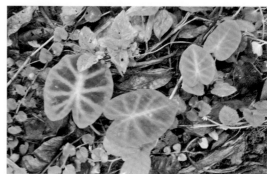

▲ 岩芋

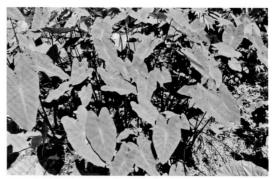

▲ 紫芋

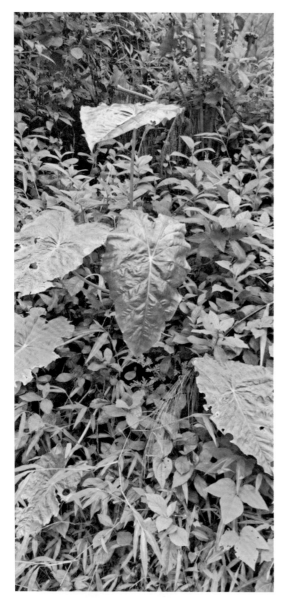

▲ 海芋

医学研究表明严重中毒者会出现中枢神经中毒。发现中毒时及时就医。

【易混淆中草药】该品种在植物形态上容易与尖尾芋 *Alocasia cucullata* (Lour.) Schott、岩芋 *Remusatia vivipara* (Lodd.) Schott、紫芋 *Colocasia esculenta* 'Tonoimo'、泉七 *Steudnera colocasiifolia* K. Koch、李氏香芋 *Colocasia lihengiae* C. L. Long & K. M. Liu、老虎芋 *Alocasia cucullata* (Lour.) Schottx 相混淆。

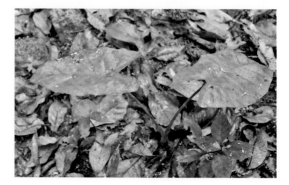

▲ 泉七

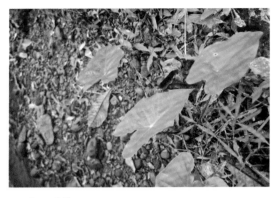

▲ 李氏香芋

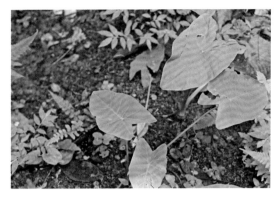

▲ 老虎芋

# 84. 海南大风子

【科属】大风子科,大风子属。

【拉丁学名】*Hydnocarpus hainanensis* (Merr.) Sleumer.。

【别名】大枫子、麻风子。

【哈尼族名称】谷主阿资。

【药用部位】枝、叶。

【功能主治】祛风,攻毒,杀虫。用于麻风;外用治疥、癣。

【哈尼族用药经验】热,辛。归肺、脾经。有毒。内服:3～5 g,入丸、散。外用:适量,研烂搽;或烧存性麻油调搽;或榨取大风子油搽患处。

【使用注意】小剂量用药。现代医学研究表明中毒时会出现溶血性贫血、肾炎、蛋白尿、血尿、

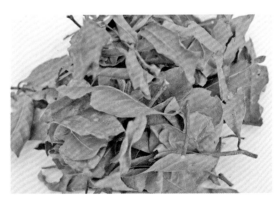

▲ 海南大风子药材

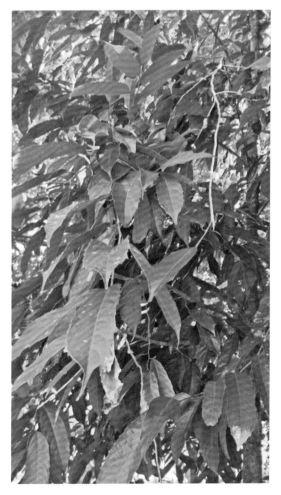

▲ 海南大风子

肝脂肪变性和消瘦等症状。发现中毒应即刻停止用药、催吐,严重时及时就医。

【易混淆中草药】该品种在植物形态上容易与毛果大风子 Hydnocarpus anthelminthica Pierr. ex Gagnep.、泰国大风子 Hydnocarpus anthelminthicus Pierre、印度大风子 Hydnocarpus kurzii (King) Warb.、梅氏大风子 Hydnocarpus merrillianus H. L. Li、大叶龙角 Hydnocarpus annamensis (Gagnep.) Lescot & Sleumer、马蛋果 Gynocardia odorata R. Br. 相混淆。

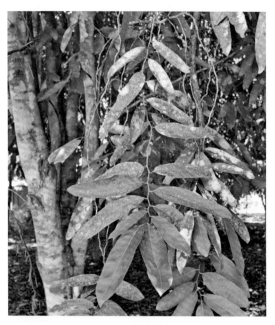

▲ 毛果大风子

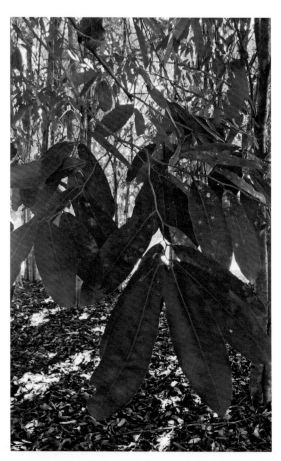

▲ 泰国大风子

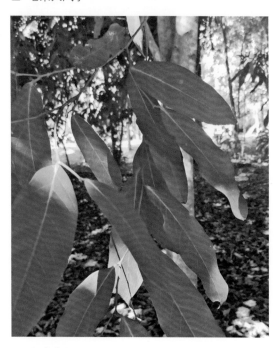

▲ 印度大风子

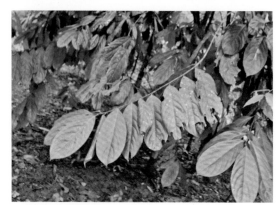

▲ 梅氏大风子

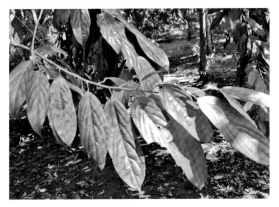

▲ 大叶龙角

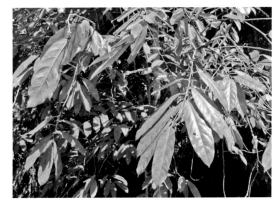

▲ 马蛋果

【物种鉴定DSS候选标记】

| DSS序列 | 起始位置 | GC含量 |
|---|---|---|
| CAAAAAATGAAAGTTCTTTTCGGGGAGGACCAAAGGGAAA | 134596-134635 | 40 |
| GACTGGGTCTTGAATTAAATTGGATCGCGGGGCAGGGAAT | 31927-31966 | 50 |
| ATATTATATTTATAATAATATATATAATAATATATATAAT | 12406-12445 | 0 |
| TATTTGGATTGAACCGCCTAGTTTTGTTTGTTTACTGTGG | 57070-57109 | 37.5 |
| TAGAGTCTATGGGGCCTAGGTCGGTAAATGATCATGATCC | 77406-77445 | 47.5 |
| ATTTGTTTCTTCATCTTTTCAAAATAAAATAAAAAAAAAT | 162967-163006 | 12.5 |
| TTTGGCTTTTATGGCTGAAAATTCACATTTGGTTTTTCCT | 31354-31393 | 32.5 |
| ATTTTTTATATGTATATTTAATATTTACATTTAATATTTA | 4998-5037 | 5 |
| CATTGTTTCTTATTTTTTTTACCCTAAACCGGCCTTAAGT | 8381-8420 | 32.5 |
| CTTTTCGGGAGATCTCCTCCAAATCATTGGTATGGCTATC | 48237-48276 | 45 |
| TCTTATCATTTCTCCCCACGCTTTCTCTCTCTTTTTTTTT | 19659-19698 | 35 |
| AATAACGAAAGTTTCGTAAGGGGACTGGAGCAGGCTACCA | 148697-148736 | 47.5 |
| TTTCATTTTTAATTATTCTGAATCTTTTCTAAATACTTCA | 120963-121002 | 17.5 |
| AATCAATCAAATTCCGAGAGGCTTCATGAAGTGCTTCTTT | 85688-85727 | 37.5 |
| ATAATTTAGATTTATATGTTTTCATACCCAATTATGTTTT | 2395-2434 | 17.5 |
| ATAGATTTTCAATCCAAATTAAGCTGCGATACGATTCTTA | 126815-126854 | 30 |
| GATCCCCTGTTTTTTTCTTTGTCTTCTTGTGAAATAATTG | 131305-131344 | 32.5 |
| TAGCTAACTAATCCTAATCTAATACTAATAGAATAGAAAA | 147372-147411 | 22.5 |
| TATACGTGCAATTCCTTCAACACCAGAAGATATTTTCATA | 90804-90843 | 32.5 |

# 十一画

## 85. 排钱树

【科属】豆科,排钱树属。

【拉丁学名】*Phyllodium pulchellum* (L.) Desv.。

【别名】排钱草、虎尾金钱、钱串草、串钱草、亚婆钱、笠碗子树、午时合、尖叶阿婆钱、龙鳞草、圆叶小槐花。

【哈尼族名称】贺木。

【药用部位】枝叶、根。

【功能主治】清热利湿,活血祛瘀,软坚散结。用于感冒发热、疟疾、血吸虫病肝脾肿大、风湿疼痛、跌打损伤、陈旧性筋肉劳损等。现代医学研究表明还可用于肝炎、肝硬化腹水。

【哈尼族用药经验】平、淡、涩。归肺、脾、肝经。有小毒。枝、叶:15～30 g,水煎内服。根:5～50 g,水煎内服。

【使用注意】小剂量用药。中毒时出现小腹疼痛。发现中毒时即刻停止用药,多喝水促进药物排泄,症状严重时及时就医。

【易混淆中草药】该品种在植物形态上容易与长叶排钱树 *Phyllodium longipes* (Craib) Schindl. 相混淆。

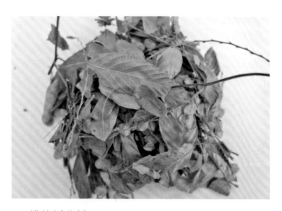

▲ 排钱树药材

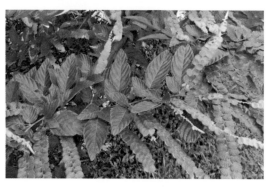

▲ 排钱树

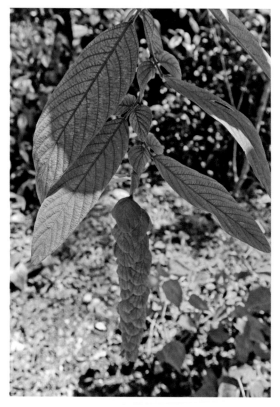

▲ 长叶排钱树

【物种鉴定DSS候选标记】

| DSS序列 | 起始位置 | GC含量 |
|---|---|---|
| GAATTGATGTGTTTTCATCGAATCCTCCTAAATTACATTG | 147827-147866 | 32.5 |
| CATAACTTTTTTCTGGGTATTTTTGATAAATTTTGCGCTT | 120889-120928 | 27.5 |
| AGAATAAAAATACTAGGAATAAGAAAAGTAAAAGGGTCTA | 57718-57757 | 25 |
| CAAGAATTCAAACAAAAATTTGGACCAGATAGAACTAAGA | 4193-4232 | 30 |
| TTGGGCCTCTACCATTTTATTAGGCTCATTAGGATTGTTA | 58349-58388 | 37.5 |
| TTTTATGGATTCCCTATTTCTTTGTTCTAATCCTAATCCA | 64509-64548 | 30 |
| TAACTTTTGTTCTAGGATAACAAGCTAGTTAGGAATCCTT | 3822-3861 | 32.5 |
| CGGGTATAGGATGTCCCGGTAGCGAGATCTATGGAGTTGC | 3543-3582 | 55 |
| TCCTCTATACTGAGATATACCATAAGACTGATAAGTTGAT | 69503-69542 | 32.5 |
| TTGTACAAACCATCAAAGTTATTCCGTTCCCAACGGTCCA | 115031-115070 | 42.5 |
| GTTATGAGCATTACGTTCATGCATTACTTCCATACCAAGA | 442-481 | 37.5 |
| ATATATTTTTAATAGATTTTCGAATAAAATTCTTTAAATT | 110470-110509 | 10 |
| AATATAAATAGAAAAAATAGAATGAAATATATATAATATA | 51276-51315 | 7.5 |
| AATACATTCCGTTCCATTTCGATTTACTATTGGTTTATCC | 124088-124127 | 32.5 |
| TCAACATCAATTAAATGGCCGCAAAAAAGAAAAGTAACA | 12667-12706 | 30 |
| TAATTTAATAATAAAGAAGAAAGCAGTAAAATCATATTAC | 73774-73813 | 17.5 |
| AAAATTCCAATAAATGATAGAGAACCCCTTGAACCACTAC | 111850-111889 | 35 |
| TCAGGTCAAGTTCTAACAGTTCAAATGGATTCTGTGGGAA | 43951-43990 | 40 |
| ATCCAATTTTTCCCATAATTTTAATGTCCGTAATAGTGTG | 97444-97483 | 30 |

# 86. 黄花香茶菜

【科属】唇形科,香茶菜属。

【拉丁学名】*Isodon sculponeatus* (Vaniot) Kudo.。

【别名】痢药、白沙虫药、烂脚草、假荨麻、鸡苏、方茎紫苏、臭蒿子、粉红香茶菜。

【哈尼族名称】谷主哈说。

【药用部位】全草。

【功能主治】清热解毒,散瘀消肿。用于毒蛇咬伤、跌打肿痛、筋骨酸痛、疮疡。

【哈尼族用药经验】凉,辛、苦。归肝、肾经。有毒。内服:25～50g,水煎服;或水煎冲黄酒服。外用:适量,鲜品捣烂敷患处。

【使用注意】小剂量用药。中毒时出现皮肤瘙痒。发现中毒应停止用药、多喝水促排泄,严重时及时就医。

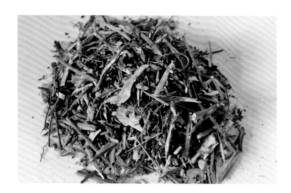

▲ 黄花香茶菜药材

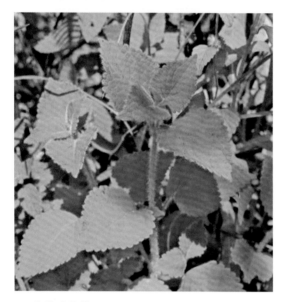

▲ 黄花香茶菜

【易混淆中草药】该品种在植物形态上容易与腺花香茶菜 *Rabdosia adenantha* (Diels) Hara、毛萼香茶菜 *Rabdosia eriocalyx* (Dunn) Hara、淡黄香茶菜 *Rabdosia flavida* (Hand.-Mazz.) Hara、小花线纹

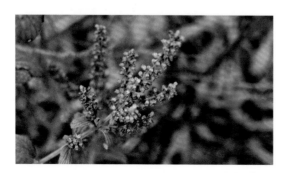

▲ 腺花香茶菜

香茶菜 *Isodon lophanthoides* var. *micranthus* (C. Y. Wu) H. W. Li、紫毛香茶菜 *Rabdosia enanderiana* (Hand.-Mazz.) Hara、铁轴草 *Teucrium quadrifarium* Buch.-Ham. 相混淆。

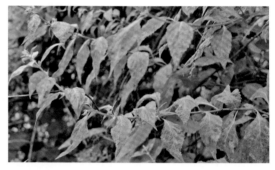

▲ 毛萼香茶菜

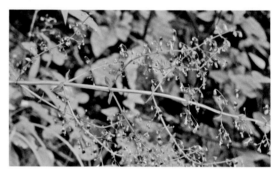

▲ 淡黄香茶菜

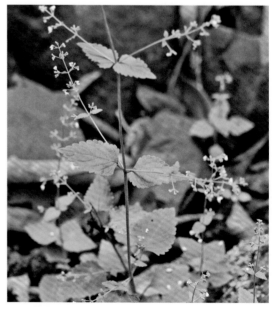

▲ 小花线纹香茶菜

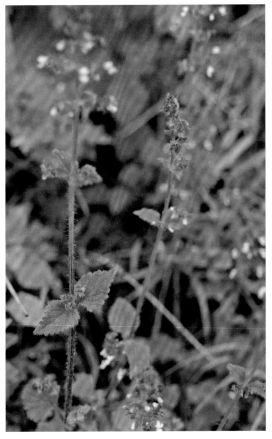

▲ 紫毛香茶菜

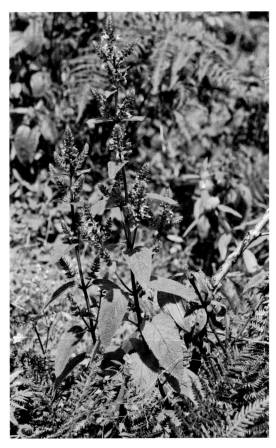

▲ 铁轴草

# 87. 黄独

【科属】薯蓣科,薯蓣属。

【拉丁学名】*Dioscorea bulbifera* L.。

【别名】黄药、山慈姑、零余子薯蓣、零余薯。

【哈尼族名称】豪操。

【药用部位】根、果实。

【功能主治】凉血,降火,消瘿,解毒。用于吐血、衄血、喉痹、瘿气、疮痈瘰疬。

【哈尼族用药经验】平,苦。归手少阴、足厥阴经。有毒。内服:煎汤,7.5～15 g。外用:捣敷或研末调敷。

【使用注意】小剂量用药。部分患者出现声音嘶哑。发现中毒时停止用药。

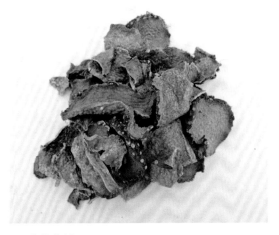

▲ 黄独药材

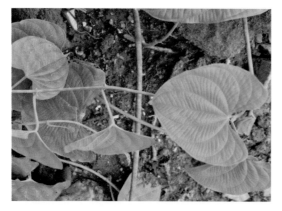

▲ 黄独

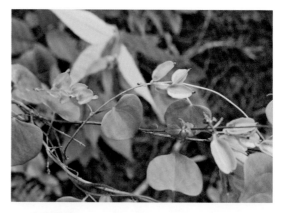

▲ 光亮薯蓣

【易混淆中草药】该品种在植物形态上容易与光叶薯蓣*Dioscorea glabra* Roxb.、毛芋头薯蓣*Dioscorea kamoonensis* Kunth、光亮薯蓣*Dioscorea nitens* Prain et Burkill、多毛叶薯蓣*Dioscorea decipiens* J. D. Hooker、高山薯蓣*Dioscorea delavayi* Franchet、褐苞薯蓣*Dioscorea persimilis* Prain et Burkill、参薯*Dioscorea alata* L. 相混淆。

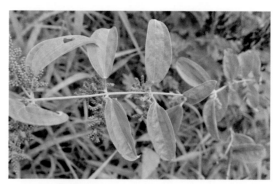

▲ 多毛叶薯蓣

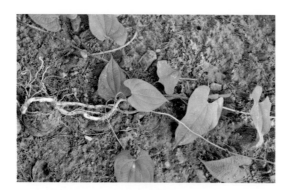

▲ 光叶薯蓣

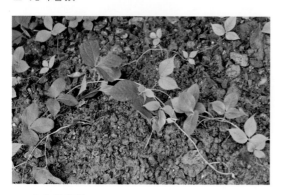

▲ 毛芋头薯蓣

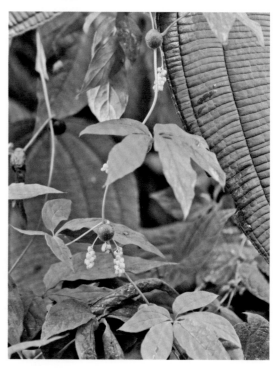

▲ 高山薯蓣

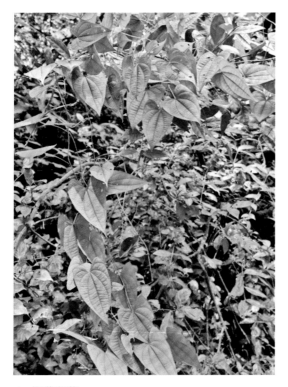

▲ 褐苞薯蓣

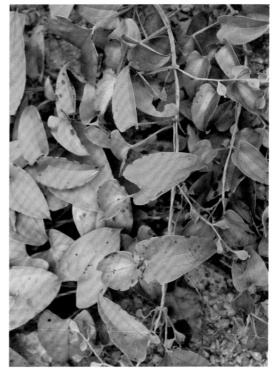

▲ 参薯

【物种鉴定DSS候选标记】

| DSS 序列 | 起始位置 | GC 含量 |
| --- | --- | --- |
| CATGATACTTCCCAAAGACCGAAATTCTTGATCAATGGAA | 88352−88391 | 37.5 |
| CCGTGTCAACAAACTATTCGAAATACCTCGACTTTTTCAG | 138997−139036 | 40 |
| AGGATTCGGTATCAATTTATGCCTGATTGCTCCACATATA | 24936−24975 | 37.5 |
| CTAAAAATTTGATCAGCAATTAAATTTTGATCAATGATTC | 7151−7190 | 22.5 |
| ACAGATATGCCCAATACATCGAAACTCATTGCCCATGGGT | 49486−49525 | 45 |
| TAATCCAACCAATCTTGCTTGAACAATGGAAAGAGCTACT | 37015−37054 | 37.5 |
| ATTTGAGGCCAATTAATAAAATTCGTAACATTTCAAATAA | 124906−124945 | 22.5 |
| CGAAATCTCAACATTCAATGTGTATTCTTGAATAATCTAA | 108721−108760 | 27.5 |
| CTTTCTATTTTTGGAATGGGATCCCATGAATAAATAGAAT | 96174−96213 | 30 |
| CAAATAACTATACCTACTATTTCATCATTAAATCAAGAAA | 123908−123947 | 22.5 |
| TTGAATTAAAGAGCTCGCTTTGACCGTTAGGAGTAGATAA | 128359−128398 | 37.5 |
| AGCAATTTCGATACCTTACTTAGTATTATTAAATATTACT | 123955−123994 | 22.5 |

| DSS序列 | 起始位置 | GC含量 |
|---|---|---|
| TTTTTCTTCGCCAAATTACCCGAGGCTTATGCTCTTTTCA | 6157−6196 | 40 |
| AGCGACAGATAATAATGATCCGCATAAAAGAGTTGCATAG | 122950−122989 | 37.5 |
| AGGTTGACCCCCCTTGCTTCTCTCATGGTACAACCCTCTT | 137443−137482 | 52.5 |
| CATCTGAAAATGACTTGTAAACTTTATTATGACCGTCTTT | 20944−20983 | 30 |
| GATGTTGACTGAATCGATCCTTACATTTATTTGTAACCAT | 117401−117440 | 32.5 |
| ATTTTTCTAGCAATTTCGATACCTTACTTAGTATTATTAA | 123947−123986 | 22.5 |
| TTCTTTTTTATATTCCGCAATTTCATTTCATACCATAAAT | 56070−56109 | 22.5 |

# 88. 黄蝉

【科属】夹竹桃科,黄蝉属。

【拉丁学名】*Allamanda neriifolia* Hook.。

【别名】黄兰蝉。

【哈尼族名称】社栏那企。

【药用部位】枝叶、根。

【功能主治】催产。

【哈尼族用药经验】毒性较大,目前很少使用。

【使用注意】小剂量用药。现代医学研究表明该药能刺激心脏,造成循环系统及呼吸系统障碍,妊娠期误食会致流产。

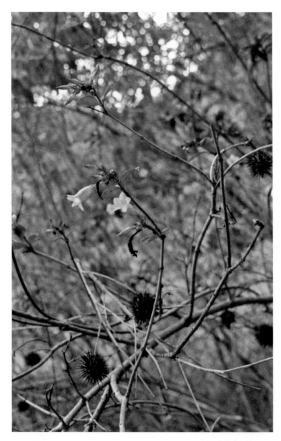

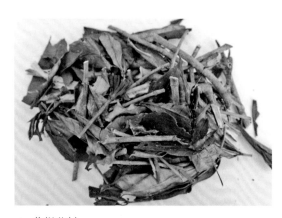

▲ 黄蝉药材

▲ 黄蝉

【易混淆中草药】该品种在植物形态上容易与软枝黄蝉*Allamanda cathartica* L.、重瓣黄蝉*Allamanda cathartica*'Williamsii Flore-pleno'、小叶黄蝉*Allamanda schottii* Pohl、紫蝉花*Allamanda blanchetii* A. DC.相混淆。

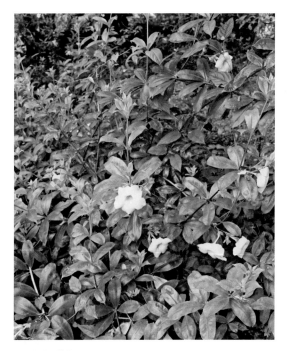

▲ 软枝黄蝉

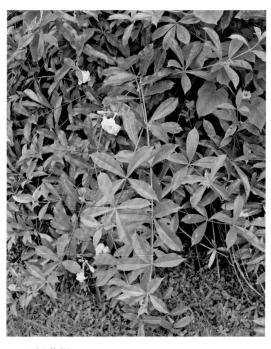

▲ 重瓣黄蝉

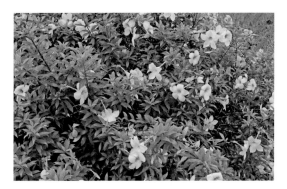

▲ 小叶黄蝉

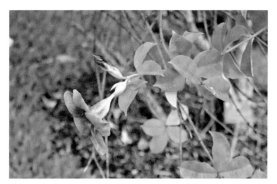

▲ 紫蝉花

# 89. 萝芙木

【科属】夹竹桃科,萝芙木属。

【拉丁学名】*Rauvolfia verticillata* (Lour.) Baill.。

【别名】鱼胆木、山马蹄、刀伤药。

【哈尼族名称】迟哈哈玛。

【药用部位】根、枝叶。

【功能主治】清热,降压,利尿,安神。用于感冒发烧、跌打损伤、咽喉肿痛、头痛、失眠。现代医学研究表明还可用于高血压等病症。

【哈尼族用药经验】凉，苦、微辛。有毒。内服：煎汤，10～25 g。外用：鲜品适量，捣敷。

【使用注意】小剂量用药。现代医学研究表明中毒时容易出现直立性低血压、皮疹、腹痛等症状。发现中毒时即刻停止用药，症状严重时及时就医。

【易混淆中草药】该品种在植物形态上容易与催吐萝芙木 *Rauvolfia vomitoria* Afzel.、苏门答腊萝芙木 *Rauvolfia sumatrana* Jack、四叶萝芙木 *Rauvolfia tetraphylla* L.、云南萝芙木 *Rauvolfia yunnanensis* Tsiang、蛇根木 *Rauvolfia serpentina* (L.) Benth. ex Kurz 相混淆。

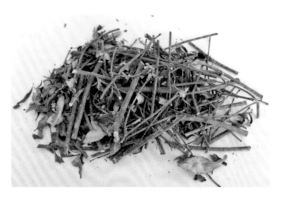

▲ 萝芙木药材

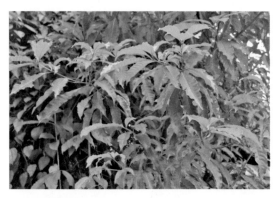

▲ 催吐萝芙木

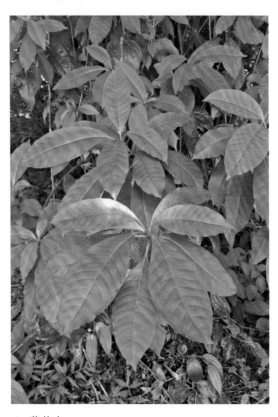

▲ 萝芙木

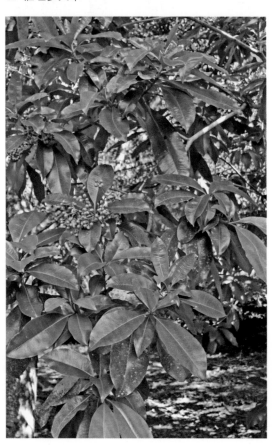

▲ 苏门答腊萝芙木

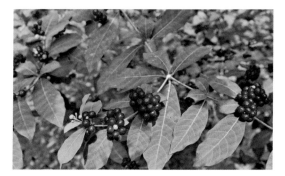

▲ 四叶萝芙木

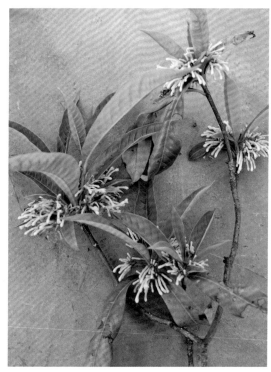

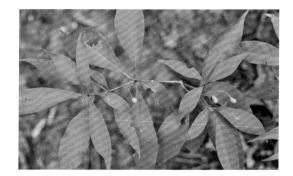

▲ 蛇根木

▲ 云南萝芙木

【物种鉴定DSS候选标记】

| DSS序列 | 起始位置 | GC含量 |
| --- | --- | --- |
| TTGAAATTTATGTCGAATTGGTAGGTGTACATGTAAGTGA | 32265－32304 | 32.5 |
| TATTAGTATTTCTAGTTTTTATTTATATTTCGGAGATACA | 190－229 | 20 |
| ACAAATTAATAAAATAAAGTATGATACTCAAACCTCAGAA | 265－304 | 22.5 |
| AAATATTTTTCTTCTATTTCGATTTTGACCAAAAGCAAAA | 77077－77116 | 22.5 |
| ATTGTTTTGAATAATTTGAAACTTTTCTGAAAAAGAAAGT | 115881－115920 | 20 |
| GCAGATGTTCCTTTCCATTGTGGATAGCAATGGTATGCCC | 85963－86002 | 47.5 |
| GACCAAAAGCAAAATATTTCTTTTAATTTTTAGTCAGTCT | 77103－77142 | 25 |
| TTCCAATTTTTTTTTTTATTTTTCATTATGAACCGGCCAG | 44935－44974 | 27.5 |
| TTAAATTAAGTTAATATTAAGCCTTTACCTTTATTCTAGA | 30143－30182 | 20 |
| TGGATACTTCATTTTTGATTTTTTTAGTCCAAACCATAAA | 73638－73677 | 25 |
| TTTCTCGAAACAAACGAAAGATAAAACATAAATCTAAATC | 142995－143034 | 25 |
| TATTTCTATTTATTTCTTTCCTATTCGAATTTATTTAGAA | 88－127 | 17.5 |
| AATTTCTGCTCTGGGGTTTACATATACTCAGAATTGTTGT | 27676－27715 | 35 |
| GTCCTCGGAAATTTAAAGTAGGCGCGAATTCTCCCAATTT | 85891－85930 | 42.5 |

续 表

| DSS序列 | 起始位置 | GC含量 |
|---|---|---|
| CCAAATATTTTGCATCCTATATTTTTGTTGTGCCAGTGCG | 33445－33484 | 37.5 |
| TTTATGTTTTATCTTTCGTTTGTTTCGAGAAATCTATCGA | 98839－98878 | 27.5 |
| TAACAAAAAATAAAGGAGCAATACCACCCTCTTGATAGAA | 376－415 | 32.5 |
| AGATAAGAACAAAAAGGATTTGCCAAATTTGAAAAAAAAT | 8280－8319 | 22.5 |
| GTGAATTCTTCCTTTTGTGAAATTAGGCAAACAAAACTAA | 60753－60792 | 30 |

# 90. 菟丝子

【科属】旋花科,菟丝子属。

【拉丁学名】*Cuscuta chinensis* Lam.。

【别名】无根草、黄丝、黄丝藤、无娘藤。

【哈尼族名称】叉呢呢斯、叉扩腊夺。

【药用部位】全草、种子。

【功能主治】滋补肝肾,固精缩尿,安胎,明目,止泻。用于阳痿遗精、尿有余沥、遗尿尿频、腰膝酸软、目昏耳鸣、肾虚胎漏、胎动不安、脾肾虚泻;外治白癜风。

【哈尼族用药经验】温,甘。归肝、肾、脾经。有小毒。内服:煎汤,6～20 g。外用:适量,炒研调敷。

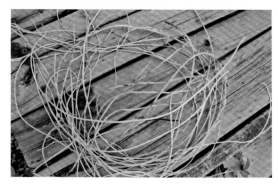

▲ 菟丝子

【使用注意】小剂量用药。中毒时会出现便秘、口干等症状。发现中毒时应多喝水。

【易混淆中草药】该品种在植物形态上容易与无根藤 *Cassytha filiformis* L.相混淆。

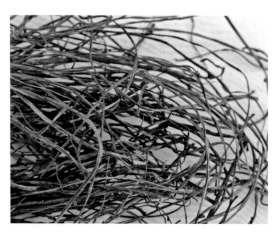

▲ 菟丝子药材

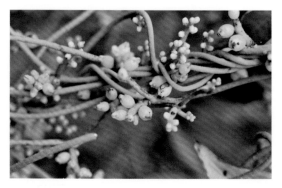

▲ 无根藤

【物种鉴定DSS候选标记】

| DSS序列 | 起始位置 | GC含量 |
|---|---|---|
| GTTCTCGTGCTTCAAGATAATTCGACTTCGTCAGATACGA | 41923−41962 | 42.5 |
| CTATCCTGCGCTCCACCACTGAGCTAATAGCCCGTCGTGC | 76835−76874 | 60 |
| AGGGCAGTAGCAATAAATGCAAGAATATTGACTTCCATCG | 10128−10167 | 40 |
| TAAATTTAATAGGACTAGGTCTTCATAGTTATGGTTTTTT | 66806−66845 | 25 |
| CCCTATCCCGATGTGATGAAACAAAAGCTCTTAGTCCCTG | 36450−36489 | 47.5 |
| TTTCATCGAGGTCTCACTAGGGGGAGCAGTACTAGTATTT | 43212−43251 | 45 |
| AATTTTAATTCGTTGGAAACGGATTAGCGGACTAATTTCG | 5715−5754 | 35 |
| AAAGTGGGCCTAATCCTTGAGGGTGTGGTAATCTATCTAA | 17000−17039 | 42.5 |
| TTCCACCAAAATGGGGTTCAGTCTCTTTAAATGAACCATT | 83986−84025 | 37.5 |
| CCGCTTGTTTCCGAGGGAGAATGTATAAAATTGGATCAAC | 32519−32558 | 42.5 |
| TCTGATCCGTAGCGATGAGGGGAAAACCACCTGGTCCGGT | 57165−57204 | 57.5 |
| CAAAGTATGAAAGCCAGGCTATTGATTCCTGTTCAAAGAG | 78862−78901 | 40 |
| TATAATAAAAAATAAAATAAAAAATTACAAAGATCTATTA | 66936−66975 | 7.5 |
| CCATAATGCCTTTTAAATCCTCCTAGCCATTATCCAACTG | 17672−17711 | 40 |
| AGACGTGGTGATAAGTTGGATTTTTGATGAATTTAACGCT | 34615−34654 | 35 |
| TATTGGTCGACTCATATGATCTCAATATAATTTAATAAAG | 5786−5825 | 25 |
| ATCCGGAAAAATAGTAAACTAAAAGGAACTATTAAGAATC | 65214−65253 | 27.5 |
| GGATAACCTTTTGGTACCACCGGAGAATTTCTTCTAATAC | 37224−37263 | 40 |
| GTACAAATTATTGATTCCTTTATTATAACTATAACCTACT | 36343−36382 | 22.5 |

# 91. 野拔子

【科属】唇形科,香薷属。

【拉丁学名】*Elsholtzia rugulosa* Hemsl.。

【别名】俅俅茶、扫把茶。

【哈尼族名称】太无大操。

【药用部位】全草。

【功能主治】解表退热,化湿和中。用于感冒发热、头痛、呕吐泄泻、痢疾、烂疮、鼻衄咳血、外伤出血。

【哈尼族用药经验】凉,辛、苦。归肺、胃经。有毒。内服:煎汤,9～12 g;或开水冲泡作茶饮。

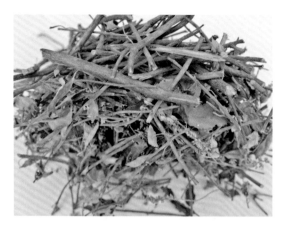

▲ 野拔子药材

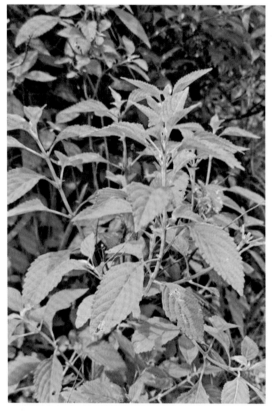

▲ 野拔子

【使用注意】小剂量用药。中毒时，出现皮肤瘙痒等症状。发现中毒应立刻停止用药。

【易混淆中草药】该品种在植物形态上容易与大黄药 Elsholtzia penduliflora W. W. Smith、长毛香薷 Elsholtzia pilosa (Benth.) Benth.、香薷 Elsholtzia ciliata (Thunb.) Hyland.、野香草 Elsholtzia cyprianii (Pavol.) C.Y.Wu & S.Chow、白香薷 Elsholtzia winitiana Craib、钟萼草 Lindenbergia philippensis (Cham.) Benth.、四方蒿 Elsholtzia blanda Benth.、刺蕊草 Pogostemon glaber Benth.、黑刺蕊草 Pogostemon nigrescens Dunn 相混淆。

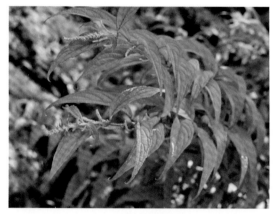

▲ 大黄药

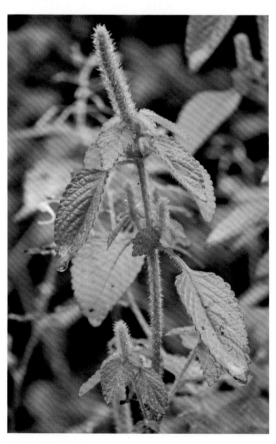

▲ 长毛香薷

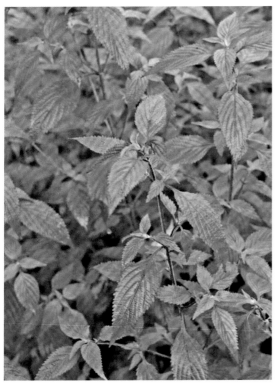

▲ 香薷

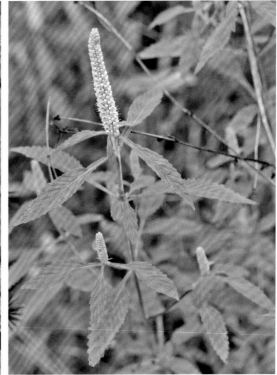

▲ 野香草

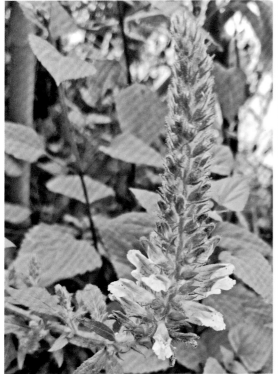

▲ 钟萼草

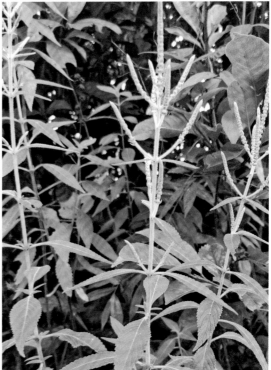

▲ 白香薷

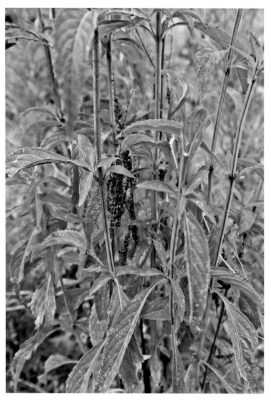

▲ 四方蒿

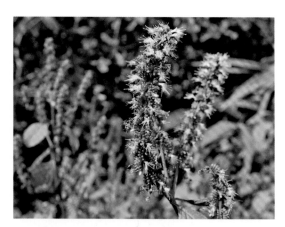

▲ 刺蕊草

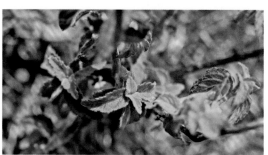

▲ 黑刺蕊草

【 物种鉴定DSS候选标记 】

| DSS序列 | 起始位置 | GC含量 |
|---|---|---|
| TTTGAATCTCTCATTAGGGTAATACATCTATAGAAATAGT | 118918－118957 | 27.5 |
| GGGTTCACCTGTTCCTTGAAACGTTCTTTGAAAAGATTCA | 31591－31630 | 40 |
| TTTTAGAAAAAAAGAAACTTAGGTAAATGCTTTAGAAACA | 65080－65119 | 22.5 |
| AGGGAAAATGAAATTAATATTAAATAAAAATGAAGTAGAA | 137417－137456 | 17.5 |
| AAGAGGAATAAATGGGTTTATATAAAAAGGATGCGATAAA | 109073－109112 | 27.5 |
| TTGAATAAATGAATAAAAAAAACCTAATCTTTCGAATCCT | 78785－78824 | 22.5 |
| AGTTCATCAAAATTTAAACGACTAAGCTCATCAAATGGTA | 121041－121080 | 30 |
| CTATCCATTTATTCATTCGACCCAACTTTCTTTTGTTGCG | 4003－4042 | 37.5 |
| CTACCGCCTATAGGTAGTTTTAAACAAGTTTCTTTTGAAG | 24395－24434 | 35 |
| CGAGCGAAGTATCATAAACCTTTCGACCCATCCTGTATAT | 56267－56306 | 42.5 |
| TTCTCTTCTACCGTAGATTGGCCGTAGTATAGACGAAAAA | 16204－16243 | 40 |
| GATGCACGGGACCAAGTTACAATTATTTCTTTTTCTGCTT | 83031－83070 | 37.5 |

续 表

| DSS序列 | 起始位置 | GC含量 |
|---|---|---|
| AATCGAAATAACTCCTAATTTTCTGAATTCAAACAAATCA | 121469−121508 | 25 |
| ATACCTGATTCATAACTAGAAAGTTTCTCCGGCCCTTTTC | 49655−49694 | 40 |
| ACCCGTGACAAGTTCCATATAGATTACTTTTCAATACAAT | 77675−77714 | 32.5 |
| TACTAAATCAGCACTTCCCCAGGTTAAACTGGTACTTGCC | 39260−39299 | 45 |
| GCAAAGAGAATGATTTTTTTGTGTTTAAGAATTTCGAATT | 50112−50151 | 25 |
| CCCTTTCAATCCTGTACCAACGGGTATCATACCCCCCAAA | 16521−16560 | 50 |
| ATTAAAAAAAAAAAAAAGAAGAATAGGTACAAATAATAAA | 58825−58864 | 12.5 |

# 92. 野豌豆

【科属】豆科,野豌豆属。

【拉丁学名】*Vicia sativa* L.。

【别名】救荒野豌豆、野麻碗、大巢菜、野绿豆、野菜豆。

【哈尼族名称】好呆哦得斗牙。

【药用部位】全草。

【功能主治】补肾调经,祛痰止咳。用于肾虚腰痛、遗精、月经不调、咳嗽痰多;外用治疗疮。

【哈尼族用药经验】温,甘、辛。归肝、胆经。有毒。内服:25～30 g,水煎。外用:适量,鲜草

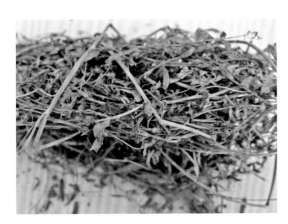

▲ 野豌豆药材

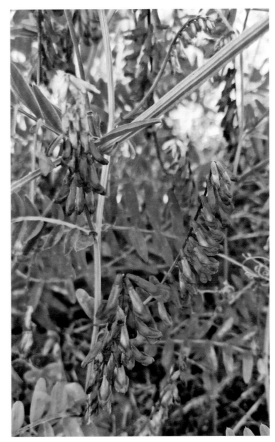

▲ 野豌豆

捣烂敷；或煎水洗患处。

【使用注意】小剂量用药。错过花果期采摘。中毒时出现腹痛恶心呕吐等症状。发现中毒时，应即刻停止用药、多喝水促进药物排泄。

【易混淆中草药】该品种在植物形态上容易与救荒野豌豆*Vicia sativa* L.、广布野豌豆*Vicia cracca* L.、小巢菜*Vicia hirsuta* (L.) S. F. Gray、四籽野豌豆*Vicia tetrasperma* (L.) Schreber相混淆。

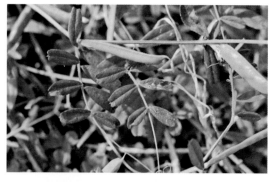

▲ 救荒野豌豆

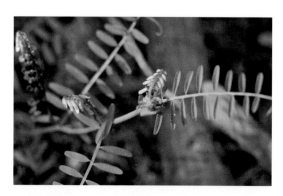

▲ 广布野豌豆

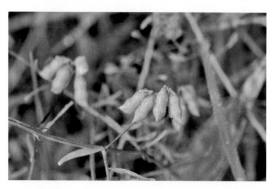

▲ 小巢菜

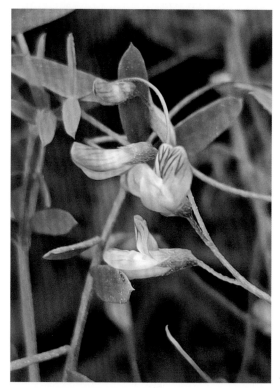

▲ 四籽野豌豆

【物种鉴定DSS候选标记】

| DSS序列 | 起始位置 | GC含量 |
| --- | --- | --- |
| TTTTTTTTTGAGTTTGTTTTTTTTTATCCAACCAGAGTCC | 71088−71127 | 27.5 |
| TCTCAGTGTTCCAGTCGGTGGAGCAACCCTAGGTCGGATT | 7344−7383 | 55 |
| TGGGTCGAACTCTTCTTTGGTGTCAAAGTAAGAGCTATGA | 49005−49044 | 42.5 |
| GGATGAACCAATTAGGTCATAGAAATGTGTAAAAAAAGGA | 4123−4162 | 32.5 |

续 表

| DSS序列 | 起始位置 | GC含量 |
|---|---|---|
| CAAATTTTGGCTCGAGGCATTTTCTCTACCCCTTCTTACC | 30828−30867 | 45 |
| TCCTTGTTTCTAGACAAAACTGATTCAGAATTTGAAGTTC | 36321−36360 | 32.5 |
| CGATCAAAAACTTTATTTCTTACTTCAAGGTATTTCATCC | 71628−71667 | 30 |
| AGGAAACATAATATGAAATACAAGAGAATCGATTCTCTTT | 70316−70355 | 27.5 |
| GATTAATATTTATGTTGTTATGTTCTATTAAAACCTCCTT | 118242−118281 | 22.5 |
| AAATTCATATGATACTGAACTATTGGTTCTCAACCATCTC | 42560−42599 | 32.5 |
| TATGTATGTCCAATTTGAATTGCTCAAAATTGATCTCTTG | 64070−64109 | 30 |
| ATCTTTGTACAGGTCTACAATAGTATTATGTAAAGACTCA | 45401−45440 | 30 |
| TATTGTTAAGACCCTATAGAATCAATTTTAAAACCTGAGA | 59756−59795 | 27.5 |
| CTGAAAATTTACTGATTAAGTTAAACAAAAAACCTATTTC | 25729−25768 | 22.5 |
| CATCTATATTTTATAGATCATAGATTATGGAATATCTTTC | 106456−106495 | 22.5 |
| GTCGATCTTTGTTAGTTTGTTAGATCGTCTATCCAGTACC | 91808−91847 | 40 |
| GTCAACTGCTGCTATCGGAAATAGGATTGACTATGGAGTT | 37290−37329 | 42.5 |
| AGATAGAGCTTGATATTCTAAATATATATCGACTTTCTAT | 63084−63123 | 25 |
| TTTTGATTAGACTTAGACTGTTATCTCATTCTTTTAGTCT | 63850−63889 | 27.5 |

# 93. 假连翘

【科属】马鞭草科,假连翘属。

【拉丁学名】*Duranta repens* L.。

【别名】番仔刺、篱笆树、洋刺、花墙刺、桐青、白解。

【哈尼族名称】杂兹。

【药用部位】枝叶、根。

【功能主治】散热透邪,行血祛瘀,止痛杀虫,消肿解毒。用于疟疾、痈毒初起、脚底深部脓肿。

【哈尼族用药经验】温,甘、微辛。归肝经。有小毒。内服:煎汤,14～20 g。

【使用注意】小剂量用药。孕妇忌用。部分患者出现头晕。发现中毒时及时停止用药,多饮水。

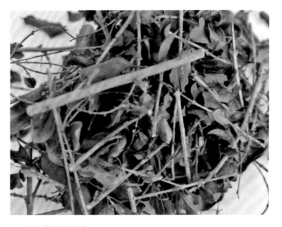

▲ 假连翘药材

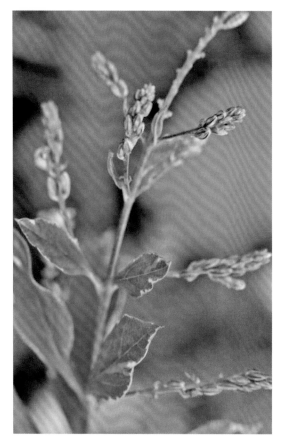

▲ 假连翘

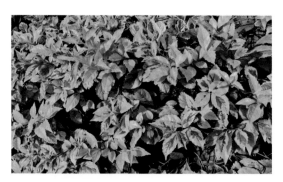

▲ 金叶假连翘

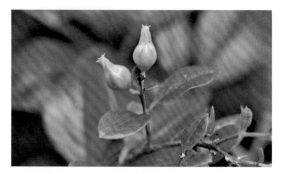

▲ 白花假连翘

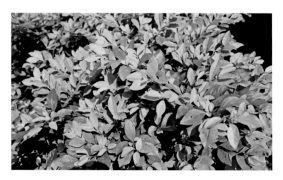

▲ 金边假连翘

【易混淆中草药】该品种在植物形态上容易与金叶假连翘*Duranta erecta* 'Golden Leaves'、白花假连翘*Duranta repens* var. *alba* (Masters) Bailey、金边假连翘*Duranta erecta* 'Marginata' 相混淆。

【物种鉴定DSS候选标记】

| DSS序列 | 起始位置 | GC含量 |
|---|---|---|
| GAAAAAACGGAGTCTTTGTCTAAAGAAATGCGTTGAGAAG | 90001−90040 | 37.5 |
| CATTCATATTCATGAATTCATGAATCGTTCATTAGAATCG | 31389−31428 | 30 |
| TACGCCTAATCGATTAGAATTGAGAAAATTCTGTCCCTAT | 67970−68009 | 35 |
| CTAAAGTCTTTCTATTCTATTTTAGACAGAAATTCAATAT | 131391−131430 | 22.5 |
| CTGAGATGCATTTCCTCTAGCTCCCGAAAAAGACATTATA | 20657−20696 | 40 |
| GACTTAGTATCGGCAATAGGTCTGAAAAAAATATCTACAAA | 161401−161440 | 32.5 |

续　表

| DSS序列 | 起始位置 | GC含量 |
| --- | --- | --- |
| AGTCTTTCTGGGATCGGGTCTTATATTAGGAAGTCTGGCA | 119625-119664 | 45 |
| GGCCTTCCATCTTGCAGATAAGGCATATCTTGTCTAGGCA | 24774-24813 | 47.5 |
| TCAAATTTTCGTAGAATTTTATCTATTCCACACGTTTAAC | 8531-8570 | 27.5 |
| TAGTAACTAACTTCTAAATAAATCCTATATTTAGATACCA | 130756-130795 | 22.5 |
| CTTACCTCTTTTGAGAGGAGTCAAAAAAAATGAAGATATG | 126014-126053 | 32.5 |
| CAATCCAAATCTTGATCTAGCTACAGGGATGAGACTTTAT | 65623-65662 | 37.5 |
| AAAATTCTTTCACAAAATAATCCATCTTTTTCCGGTTTAT | 23887-23926 | 25 |
| TTATGTATGGCCGTGCCTAAGGGTATACTGGTTGAAGTAG | 84724-84763 | 45 |
| TTTCACCACTAATTTCTTCACCATTAGCATCAGTTGCAAT | 140871-140910 | 35 |
| TCATTGAATACACAATTCCAAAAATTATCTCACATACAAT | 10254-10293 | 25 |
| GATAGAAATAATATCCAAATACCAAATCCGACTTCTATAT | 1972-2011 | 27.5 |
| CGACACTGCACAAATATGATCCAGGTGTATATTATCATAT | 36728-36767 | 35 |
| TGCCGAATTAATAGTCTTTTTTGGACTAATTACTAGTCCA | 122443-122482 | 32.5 |

# 94. 商陆

【科属】商陆科,商陆属。

【拉丁学名】*Phytolacca acinosa* Roxb.。

【别名】章柳、山萝卜、见肿消、倒水莲、金七娘、猪母耳、白母鸡。

【哈尼族名称】腰猫阿克。

【药用部位】根。

【功能主治】逐水消肿,通利二便;外用解毒散结。用于水肿胀满、二便不通;外用治痈肿疮毒。

【哈尼族用药经验】苦,寒。归肺、脾、肾、大肠经。有大毒。内服:煎汤,3～10 g;或入散剂。外用:捣敷。

【使用注意】内服宜醋制或久蒸后用;外用宜生品。忌犬肉。小剂量用药。孕妇禁用。中毒时小腹疼痛等症状、严重时可堕胎、致死。发现中毒时,即刻停止用药,及时就医。

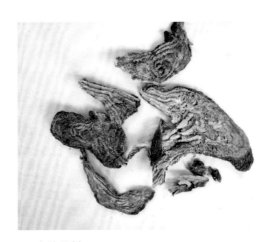

▲ 商陆药材

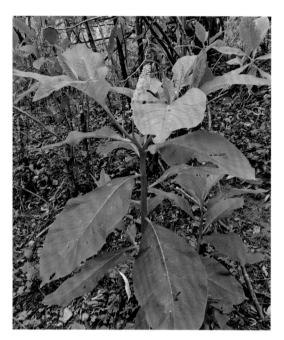

【易混淆中草药】该品种在植物形态上容易与垂序商陆 *Phytolacca americana* L. 相混淆。

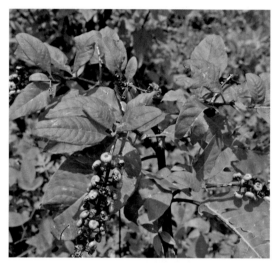

▲ 商陆

▲ 垂序商陆

【物种鉴定DSS候选标记】

| DSS 序列 | 起始位置 | GC含量 |
|---|---|---|
| CTTTTGTTGAAGTGAAATGGGCCTTACTTTTTCTTTTTTT | 109487−109526 | 30 |
| AATAAAGACCTAAAATTCCTAATAATAACCCAAAATCCCC | 113753−113792 | 30 |
| TTCCGTACTTGTCACCTAATTCGTCAACATCCCTAACTGT | 45964−46003 | 42.5 |
| GCTACTAAGAAAGATGTTCACTTCTTAAAATATCCGATAT | 64285−64324 | 30 |
| ACGATTCCTACAGGGATGAGCCCAATCCAGAATATGAACC | 65746−65785 | 47.5 |
| TGGCATTTTAAGATTAAGAAACGAAATAGTAAATTACTAA | 112082−112121 | 22.5 |
| AAAATGGAGGAAGACTTATGTCTCAACGAATCACACGTAG | 124071−124110 | 40 |
| GCACCTTTTTTTTGAGATTTTGAGAAGAGTTGCTCTTCGG | 105227−105266 | 40 |
| TAAGAGTTTTTAATATTAAATAACTTATATCCATAGAACA | 118401−118440 | 17.5 |
| GGAATATAATATATAAGATGAATTATCATAAATGAATTTT | 126517−126556 | 15 |
| TTTTATAGTCTTAATTTGGATATTTTCTATTTCTTTTTTT | 53749−53788 | 15 |
| AGAAATCATACATAAAAAAAATGATCGAATTCTCGAACTC | 33225−33264 | 27.5 |
| ATAATCTTTTATTTCTTTTTTAAGAAATAAAGATGTTCCA | 128459−128498 | 17.5 |
| TATTAATATTGAAGTACGAGATAATTTTTTCTTCCTTTTT | 66711−66750 | 20 |

续　表

| DSS序列 | 起始位置 | GC含量 |
| --- | --- | --- |
| TCTCATAGAGTTCAATTCCCGTTCTCAACCCATGACCGAT | 110090－110129 | 45 |
| ATGAAATAAGAAATAGGAGTTAGCACGCAATTTTGTTGGT | 55974－56013 | 32.5 |
| TATAAAGATCTAATAAAATTCTAATAAAATTAAGAATGAT | 114783－114822 | 12.5 |
| ATATATTTCTTTCGTTCTTTTTTTATTTAATTGAAAAAAT | 65991－66030 | 12.5 |
| AAAAATAACTCATTGACGAGCCACAGCAATTGCACCTATT | 121000－121039 | 37.5 |

# 95. 粗叶榕

【科属】桑科,榕属。

【拉丁学名】*Ficus hirta* Vahl。

【别名】掌叶榕、五指毛桃、佛掌榕、粗毛榕、三爪榕、三指佛掌榕、三指牛奶。

【哈尼族名称】哦达傲自。

【药用部位】枝叶、根。

【功能主治】健脾化湿,祛瘀消肿。用于胃痛、水肿、闭经、产后瘀血、白带、乳汁稀少、睾丸炎、风湿痛、跌打损伤。现代医学研究表明还可用于肺结核、气管炎、乳腺炎。

【哈尼族用药经验】温,甘、微苦。归脾、肺经。有小毒。内服:50～100 g,水煎或兑酒服。

【使用注意】小剂量用药。中毒时有腹痛、腹泻等症状。发现中毒时及时停止用药,多饮水。

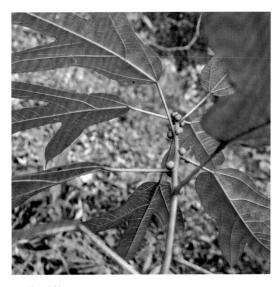

▲ 粗叶榕

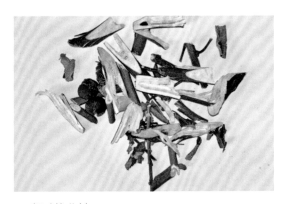

▲ 粗叶榕药材

【易混淆中草药】该品种在植物形态上容易与棒果榕*Ficus subincisa* Buchanan-Hamilton ex Smith、鸡嗉子榕*Ficus semicordata* Buchanan-Hamilton ex Smith、异叶榕*Ficus heteromorpha* Hemsley、地果*Ficus tikoua* Bureau、垂叶榕*Ficus benjamina* L.、全缘粗叶榕*Ficus hirta* var. *brevipila* Corner、歪叶榕*Ficus cyrtophylla* (Wallich ex Miquel) Miquel、对叶榕*Ficus hispida* L.、黄葛树*Ficus virens* Aiton、榕树*Ficus microcarpa* L. f.、大果榕(木瓜榕)*Ficus auriculata* Loureiro相混淆。

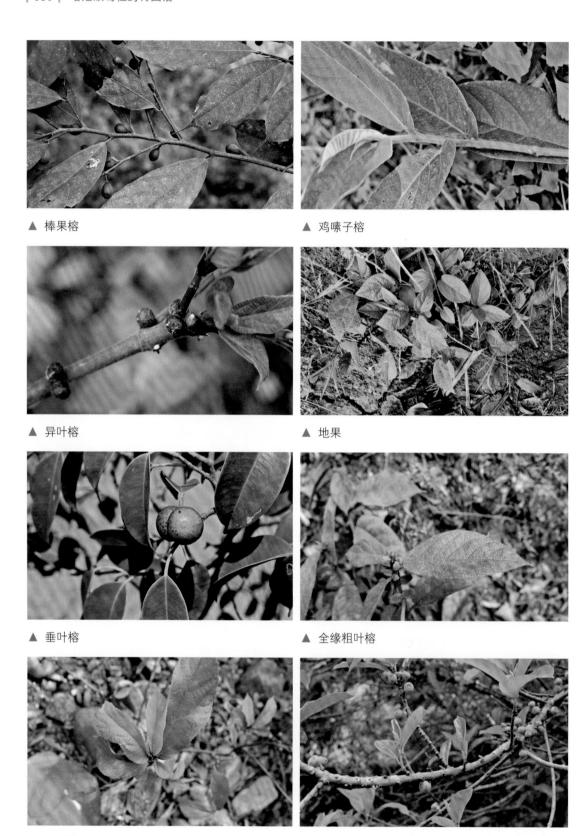

▲ 棒果榕　　　　　　　　　　　　▲ 鸡嗉子榕

▲ 异叶榕　　　　　　　　　　　　▲ 地果

▲ 垂叶榕　　　　　　　　　　　　▲ 全缘粗叶榕

▲ 歪叶榕　　　　　　　　　　　　▲ 对叶榕

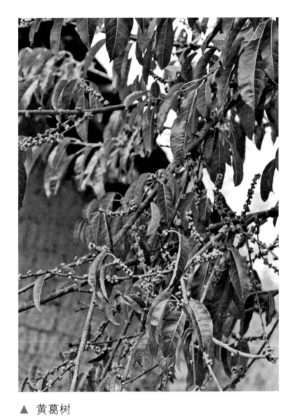

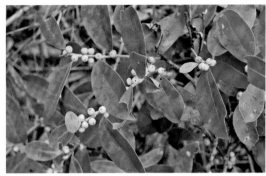

▲ 榕树

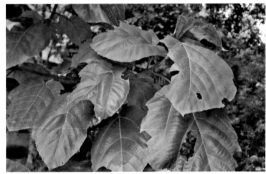

▲ 黄葛树

▲ 大果榕（木瓜榕）

【物种鉴定DSS候选标记】

| DSS序列 | 起始位置 | GC含量 |
| --- | --- | --- |
| TTCTGTATTGGTGTATTCTTTTTTTTTTTATTTTTATTTA | 60271-60310 | 15 |
| AAATAAAATGAAAAAATGAGATTTTTAAAAGAAAAGAAAA | 160387-160426 | 12.5 |
| TAAAAGAATCGAAATACCTTATCTTGTTTTGCTGATATAA | 29377-29416 | 25 |
| ATTCAAATAAATGGGATAACAGTTTCTCATTCTGCATTTG | 24417-24456 | 30 |
| GAGCAATGCCTATAGTACCCTCTTCAAATTCTACTAATTC | 12292-12331 | 37.5 |
| TAAAGAAGTCTAAGCATTAACCCCAGAAACATATATTTAT | 6836-6875 | 27.5 |
| TTCCTTGGTAATCAAAACCCAAAGATCTATGAACTAGCCC | 52955-52994 | 40 |
| ATTTAAGTACTTGAAGGGTCTGTTTTAAATTGTCAAGTTG | 18821-18860 | 30 |
| TATGATTCGATTAAATTCTGAATAATCAGGGATACTGCTT | 20229-20268 | 30 |
| TTTAAAAAAATTTTATAAAAATAAAATAATAAATAAAAAT | 10537-10576 | 0 |
| GCTACCACAATAGTATATTCCATTGCTCCCCTTTCCTGTA | 11808-11847 | 42.5 |
| ATACCTAGAGTTTGATACATAATAAATTGTCCTTCATTTC | 130271-130310 | 27.5 |

| DSS序列 | 起始位置 | GC含量 |
| --- | --- | --- |
| GTATCTATGATTCGATTAAATTCTGAATAATCAGGGATAC | 20224－20263 | 30 |
| TAAAAGATATTTAAGTACTTGAAGGGTCTGTTTTAAATTG | 18813－18852 | 25 |
| AGTATTGCTTATAAGTAATATTCAATACATAATCTATCTA | 55470－55509 | 20 |
| AAGAAAAAATAAAATGAAAAAATGAGATTTTTAAAAGAAA | 160381－160420 | 12.5 |
| ACAAAGAAAAGAGATTCCTGTTAGCAATGAGATTCTACTG | 32272－32311 | 35 |
| ATGTCAAATCCGGGGCATCCTAATTCAAATAAATGGGATA | 24395－24434 | 37.5 |
| TATGAATAGTTCCTTTATTTTCTTTAAGTGATTGTTGAAT | 19091－19130 | 22.5 |

# 96. 粗糠柴

【科属】大戟科，野桐属。

【拉丁学名】*Mallotus philippensis* (Lam.) Muell. Arg.。

【别名】红果果、香桂树。

【哈尼族名称】太恐太都。

【药用部位】枝叶、根、果实。

【功能主治】根：清热利湿。用于急、慢性痢疾，咽喉肿痛。

【哈尼族用药经验】凉，微苦、微涩。归肺、肝

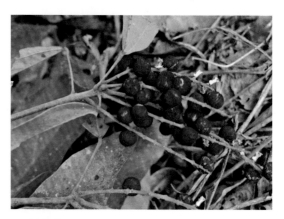

▲ 粗糠柴

经。有毒。根：25～50 g，水煎服。

【使用注意】小剂量用药。中毒时出现呕吐和腹泻、延后肿痛等症状。发现中毒时应即刻停止用药，及时就医；采取洗胃，内服蛋清、面糊、活性炭或鞣酸蛋白，大量饮淡盐水或静脉滴注5%葡萄糖盐水等措施，对症治疗。

【易混淆中草药】该品种在植物形态上容易与毛桐 *Mallotus barbatus* (Wall.) Muell.-Arg.、尼泊尔野桐 *Mallotus nepalensis* Muell.-Arg.、四果野桐 *Mallotus tetracoccus* (Roxb.) Kurz相混淆。

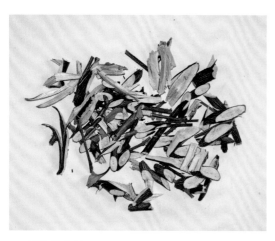

▲ 粗糠柴药材

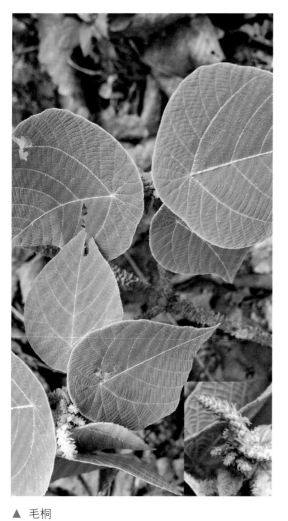

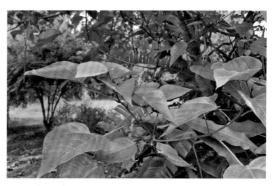

▲ 四果野桐

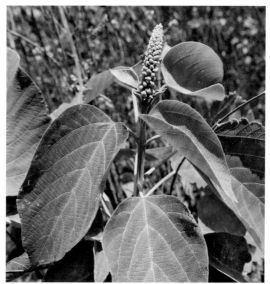

▲ 毛桐

▲ 尼泊尔野桐

【物种鉴定DSS候选标记】

| DSS序列 | 起始位置 | GC含量 |
|---|---|---|
| GGTCGAACCAAAACAAAATACTTTTTTCTGGTAGGTGTGA | 19508－19547 | 37.5 |
| AAGTTCTTTATTTGATTTCAAATTTTCTATTTTTATTAGT | 46124－46163 | 15 |
| CGCTGTAATTTTGAAAATGGAAATGTCCTTCAAAAGTAAG | 115462－115501 | 32.5 |
| GACTGTACTGTAGCGGATGCCTGAAAGAAATGCAAAGCTG | 61174－61213 | 47.5 |
| TGGATATAACTAAAAGATACAAGCATTTGTGGATTCAATG | 59282－59321 | 30 |
| CTAACTGGAATCAAAGAATGAGTAGATCTGTTCCCCAAAA | 149727－149766 | 37.5 |
| TTCGAAAGATTACCATATATAACACAAAATTTCTCCGCCG | 83916－83955 | 35 |
| TTTGAATTCTATTTTTCTAATTTTAGAATTTAGAATATAG | 87199－87238 | 15 |

| DSS序列 | 起始位置 | GC含量 |
|---|---|---|
| TATACGCGAATCATTTCCGGATTATAACTGGAACCCCCCT | 25715−25754 | 45 |
| GCCCTCTGATACCATTTGATAATACAAATTCTTGTTGTAC | 3817−3856 | 35 |
| GATAGGATTGATTGGCTGATGTTTCAAAATTGAATCTTGG | 121390−121429 | 35 |
| TACCTATTTGCACAAATACCTCGACGATTCCCGTTTGTTA | 22447−22486 | 40 |
| CAGTTGTAATTCACTAGTTATTCCAGAGGATCTCCAAATC | 42617−42656 | 37.5 |
| ACAATCCCCCCGAAATTAAATAAAGTGTACAGCATATATA | 31311−31350 | 32.5 |
| TAAAATAAAAATGTTTTTTTTGTACATTTTTTTTGTACAG | 63532−63571 | 15 |
| TGGAAGGATCTTATCAACGTCCATGAATTCTAAATTGAAA | 139795−139834 | 32.5 |
| ATCCAAACCCAATCTATTTCGATTTTAGATTGGAATTACC | 31366−31405 | 32.5 |
| TTAAGATACAGATGTAGGCTAAGTCAATCAATGGAGAATT | 58759−58798 | 32.5 |
| TCATTTTTTATTACATTACAGAATTACATAAAATGATTCA | 80882−80921 | 17.5 |

# 97. 密蒙花

【科属】马钱科，醉鱼草属。

【拉丁学名】*Buddleja officinalis* Maxim.。

【别名】染饭花、皱叶醉鱼草。

【哈尼族名称】按坡、火社。

【药用部位】枝叶、根、花。

【功能主治】祛风，凉血，润肝，明目。用于目赤

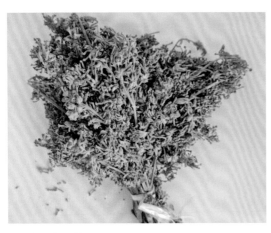

▲ 密蒙花药材

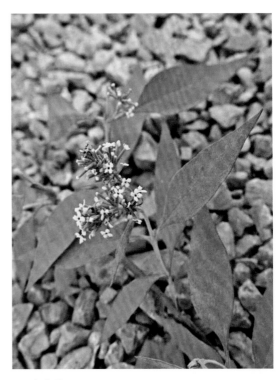

▲ 密蒙花

肿痛、多泪畏光、青盲翳障、风弦烂眼。

【哈尼族用药经验】凉，甘。归肝、胆经。有小毒。内服：煎服，10～15 g。

【使用注意】过敏者忌用。部分患者出现皮疹、轻度腹泻等症状。发现中毒时应即刻停用。

【易混淆中草药】该品种在植物形态上容易与大序醉鱼草 *Buddleja macrostachya* Wall. ex Benth.、云南醉鱼草 *Buddleja yunnanensis* Gagn.、白背枫 *Buddleja asiatica* Lour. 相混淆。

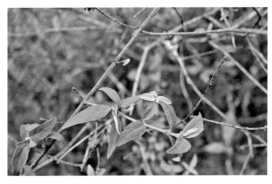

▲ 云南醉鱼草

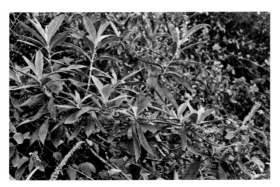

▲ 大序醉鱼草

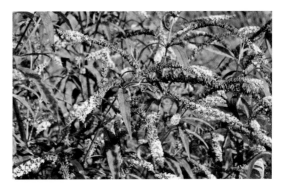

▲ 白背枫

# 十二画

## 98. 越南安息香

【科属】安息香科,安息香属。

【拉丁学名】*Styrax tonkinensis* (Pierre) Craib ex Hartw.。

【别名】大青山安息香、白脉安息香、白花木、白花榔树、八翻龙、姐永、牛油树、白花树、白背安息香、滇桂野茉莉、泰国安息香、青山安息香、姊永。

【哈尼族名称】思比腊怒香。

【药用部位】根、枝叶、树脂。

【功能主治】开窍,醒神,行气,活血,止痛。用于中风痰厥、气郁暴厥、中恶昏迷、心腹疼痛、产后血晕、小儿惊风。

【哈尼族用药经验】辛、平,苦。归心、脾经。有毒。枝叶:3～10 g煎汤内服;外用适量。叶:煎水,熏洗患处。树脂:0.2～1 g,入散剂。

【使用注意】按最小剂量用药,无明显反应再增加药量。中毒时,会出现呼吸道、皮肤、黏膜刺痛,皮疹、呼吸困难等症状。发现中毒应立刻停

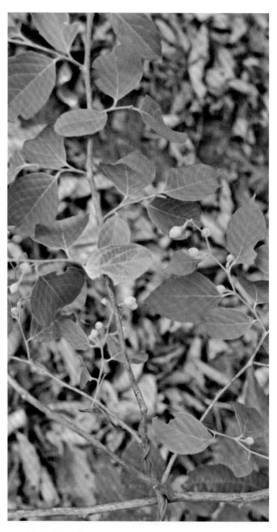

▲ 越南安息香

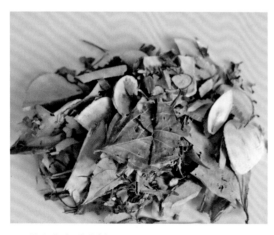

▲ 越南安息香药材

止用药,吸氧和及时就医。

【易混淆中草药】该品种在植物形态上容易与大花野茉莉 *Styrax grandiflorus* Griff、栓叶安息香 *Styrax suberifolius* Hook. et Arn.相混淆。

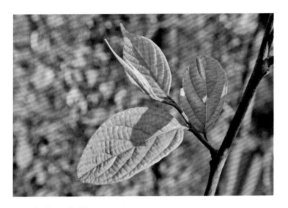

▲ 大花野茉莉

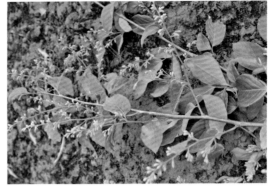

▲ 栓叶安息香

【 物种鉴定DSS候选标记 】

| DSS序列 | 起始位置 | GC含量 |
|---|---|---|
| GAGCCTCTTACTTCATTTAATAAACCTTATTGGTAACTTG | 72414−72453 | 32.5 |
| CGATTCCATTGATTAAAATATAACAAGTGCGGAACAAAAT | 121517−121556 | 30 |
| AATGGTGGATTCGGGCGAACGACGGGAATTGAACCCGCGA | 157962−158001 | 57.5 |
| TAAATCAATTGTAAAACGCTTTTCTAGAATGCCCAATATC | 81199−81238 | 30 |
| AATATAGGTAGTGGTTATGATCGATTCGATAAAAAGAAG | 63177−63216 | 30 |
| CTAATCCTTTTTTCTAGCATATCTGGAGAAAGAAATCCTT | 131506−131545 | 32.5 |
| AATTAACCAAATTTACCTGATGTAGAGGCAATCAAGAAGG | 39027−39066 | 35 |
| TTCAGCATTGAATGAAATGAATGAAAAAGGGATGAAATAC | 13282−13321 | 30 |
| TGGTCTCTGGTCTATAGGAGTTGAAGGATGGGAATAAACA | 50784−50823 | 42.5 |
| GGATTTATTATCATAACCCCAATTTTCCAACAAAATTGAT | 3416−3455 | 27.5 |
| GGATAGATATTTTTATGAAAAAGTTTTAGCAAGAATTAAA | 6161−6200 | 20 |
| ATCGTCACTAGCATCAATGTCGATATCATCAATAAGCAAA | 150656−150695 | 35 |
| TTCCCTATTGGTCTAGGTCATTTCGGGGCAAGCGGATCAT | 96036−96075 | 50 |
| TTGAAAAAACACAAAGTCTGGTCTCTGGTCTATAGGAGT | 50765−50804 | 37.5 |
| ATTATAAAAATTTTCTTGATTGTTAGTTAGTTGGAATGGT | 128772−128811 | 22.5 |
| ATGACCTAGACCAATAGGGAAATCCCAATTCATTGGGCCT | 149359−149398 | 45 |
| TAAGATCTTTTATCCACAGAATCTTTGTGAATCCATACAA | 14599−14638 | 30 |
| AAATCAATTGTAAAACGCTTTTCTAGAATGCCCAATATCT | 81200−81239 | 30 |
| AATTCACTAATTCATGGGAATATACTGAACTTTTGTATTT | 51795−51834 | 25 |

# 99. 喜树

【科属】蓝果树科,喜树属。

【拉丁学名】*Camptotheca acuminata* Decne.。

【别名】旱莲、水栗、水桐树、天梓树、旱莲子、千张树。

【哈尼族名称】路数、阿木。

【药用部位】果实、根、树皮、树枝、叶。

【功能主治】抗癌,散结,破血化瘀。现代医学研究表明可用于多种肿瘤,如胃癌、肠癌、绒毛膜上皮癌、淋巴肉瘤等。

【哈尼族用药经验】凉,苦、涩。归胃、脾、肝经。有毒。内服:煎汤,根皮9～15 g,果实3～9 g;或研成粉末吞服;或制成针剂、片剂。

【使用注意】小剂量用药。孕妇及肾功能不良者禁用。中毒时出现恶心呕吐、食欲下降、膀胱炎、尿痛、腹胀、大量腹泻、呼吸困难、昏迷等症状,临床结果研究表明严重者会引起白细胞下降,最后死于呼吸麻痹。中毒时应立刻停止用药,用4 000 mL高锰酸钾溶液洗胃,然后服通用解毒药;静脉输入葡萄糖盐水或林格液。

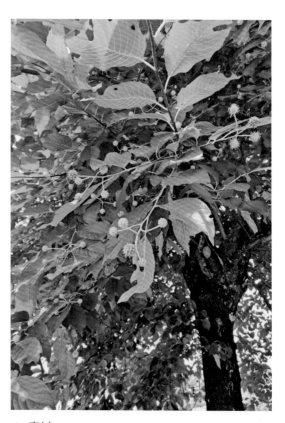

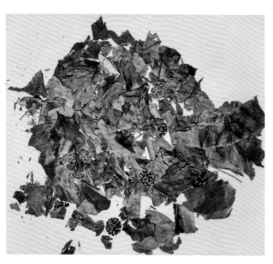

▲ 喜树药材

▲ 喜树

【物种鉴定DSS候选标记】

| DSS序列 | 起始位置 | GC含量 |
| --- | --- | --- |
| TCCCTCTGAATCAAACTTTTCCTTGCCATAACGGTTCAGT | 38430−38469 | 42.5 |
| ATCGTACCACGTAATCCTTTAAAAGGCGTTCTGAGTGAGT | 60753−60792 | 42.5 |
| GAGGTATTTTTTTTGCCACTGTAACTTTGAAAATGAACGT | 117100−117139 | 32.5 |
| AGATCTACTCATTCTTTGATTCCAGTTAGTAAGAGGGATC | 100407−100446 | 37.5 |

续 表

| DSS序列 | 起始位置 | GC含量 |
|---|---|---|
| TTCAATTCCAGGAAGGCCTAAACTACACAAAAGTTCTAAG | 119331−119370 | 37.5 |
| ATTCAACTCGAAGCAATTGGATATCCGACTCGGGCCTATA | 152179−152218 | 45 |
| ATTTTTTTCCTATTCCTTTTTCTTTCTCCTCTCGTTCGAA | 49902−49941 | 32.5 |
| ATTTGCACGATATCTAATCTACAAAAATATCGATTATGTC | 65879−65918 | 27.5 |
| CTTGAACCGCGCATGCATTGTGTTGGGCTAAGCTAAAAAA | 14899−14938 | 45 |
| CCAGTAAATAGCAGAATCGTAGATAGGGAACTATACTAGT | 64136−64175 | 37.5 |
| CTAGGGACTATTGCATGTAACGTAGGCTTAGCAGTTCTAG | 79897−79936 | 45 |
| TTTTTTGTTCAAATTCTTGGTAATCAGTATTAGTAAAAAG | 133220−133259 | 22.5 |
| GATACGGTTGATTAGCTGATGTTTCAAAATTTAATATTGG | 121843−121882 | 30 |
| ATAATCGAGGAGGGGGATCAAGAAGTTAGCGAAAATTATT | 32180−32219 | 37.5 |
| TCTTTTGTTCTCTTCTTTTTTGTCCTTCTCTTTTTTTTCC | 132477−132516 | 30 |
| TTTTAGGACTTTCTCTATTCCACACGTTTAACTAAGGGTT | 8511−8550 | 35 |
| AACTTCATACACCTTAAAGTTCATAAGACGAAAAGAGATT | 53593−53632 | 30 |
| GGGTGGGTGCAGGGCGGACGATTTGAAAGCAGACTCCCCA | 99706−99745 | 62.5 |
| TTTTTTATTTTGTCCTTTATCGTATCGGATTGTCCAAACT | 84461−84500 | 30 |

# 100. 紫茉莉

【科属】紫茉莉科,紫茉莉属。

【拉丁学名】*Mirabilis jalapa* L.。

【别名】胭脂花、粉豆花、夜饭花、状元花、丁香叶、苦丁香。

【哈尼族名称】勒谷勒呢、哈猫别迫。

【药用部位】根。

【功能主治】利尿,泻热,活血散瘀。用于淋浊、带下、肺劳吐血、痈疽发背、急性关节炎、乳痈、白浊、妇女红崩、白带、疔癀、损伤及骨折、劳伤体瘦、头昏目眩、五淋。

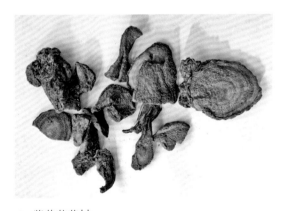

▲ 紫茉莉药材

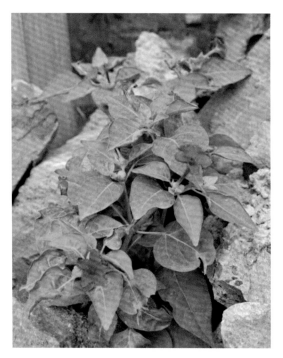

▲ 紫茉莉

【哈尼族用药经验】凉,甘、淡。归肾经。有毒。内服:煎汤,15～25 g(鲜品25～50 g)。外用:捣敷。

【使用注意】小剂量用药。孕妇忌服。中毒时出现舌根发麻、听觉和视觉下降,伴有身体上疼痛不适等症状。发现中毒时即刻停止用药,及时就医。

【易混淆中草药】该品种在植物形态上容易与紫花丹 Plumbago indica L.相混淆。

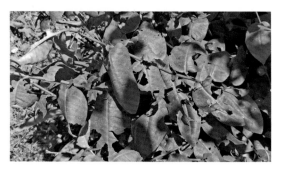

▲ 紫花丹

【物种鉴定DSS候选标记】

| DSS序列 | 起始位置 | GC含量 |
| --- | --- | --- |
| AAATATTCCAAAATAAGCTATACTAACTGAAAAAATTGCA | 111687－111726 | 22.5 |
| CTGAGTCAGAATAAATATGTTTTCTAACCCTTTCCTTAAA | 19377－19416 | 30 |
| TTGATTCCTCCTAAATTGCATTGATTCCTCCTAAATTGCA | 152896－152935 | 35 |
| AAGAGGTTTATATAAAAAAAAGGCTACAAATATTCCAAAA | 111660－111699 | 22.5 |
| GTTGAAGCGCCCAAAACTAAAAAAAAAATTAGAGTTTCGGG | 49647－49686 | 37.5 |
| TGCGAGATTCTTTTTTTTTTTTTTATCGATTTCAATTAATT | 68092－68131 | 20 |
| AAAAATAAAAAATTTTTATTTATAATGAAAGGAGTTGGGA | 120914－120953 | 17.5 |
| TGTAGCCTAGGATTCAAGGAAAGAGTTAAGTAGTGGAAGA | 28030－28069 | 40 |
| TCGGCTATAGCAAGAACCCCTGAATCCAGGGCTACTTGGC | 25204－25243 | 55 |
| CTTAAGTTATTATTTTCATTTTTAATGAATTTTCTTCATT | 5966－6005 | 15 |
| TTCCACACCTGATATCTCGTATAAACCCTTAGTGTGTTG | 15357－15396 | 40 |
| CTTATTAATACCCTCAAATACTTCGTTAATACATTTTAAT | 11845－11884 | 22.5 |

续 表

| DSS 序列 | 起始位置 | GC 含量 |
| --- | --- | --- |
| GAGGCTTAATTATATTAGTAACAAGTAAACCCTTTGTTTA | 78455-78494 | 27.5 |
| GCATTTTTTACTTATTTCATCTATTCCATGACCGTAACA | 89182-89221 | 30 |
| GTGTTTTATTAGGACTCATTTTTCTTGGTATTTTCTTTTT | 127309-127348 | 25 |
| CGTTCGTACACATCTTCTCTTTGTTTTACGAGCCTCTAGT | 91209-91248 | 42.5 |
| AAATGATCCAATTCTCGGACTCCCTAAAACGCTATGAGGT | 33319-33358 | 42.5 |
| TTGATATCCATTCGATAATATATAAAATTATAGGGCTATA | 52775-52814 | 22.5 |
| CACATTCATTGAAAATGAAAATTAAAGGATACTCATCAAA | 70061-70100 | 25 |

# 101. 黑面神

【科属】大戟科,黑面神属。

【拉丁学名】*Breynia fruticosa* (L.) Müll. Arg.。

【别名】黑面叶、狗脚利。

【哈尼族名称】那起取那。

【药用部位】全草。

【功能主治】清热祛湿,活血解毒。用于腹痛吐泻、湿疹、缠腰火丹、皮炎、漆疮、风湿痹痛、产后乳汁不通、阴痒。

【哈尼族用药经验】凉,微苦。归脾、胃经。有小毒。内服:15～30 g,水煎。外用:适量,煎水洗患处。

【使用注意】小剂量用药。中毒时出现腹泻。发现中毒时可服用蜜糖水,多喝水可促进药物排泄。

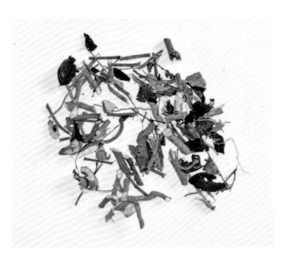

▲ 黑面神药材

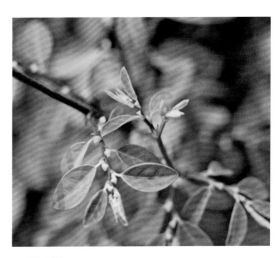

▲ 黑面神

【易混淆中草药】该品种在植物形态上容易与喙果黑面神 *Breynia rostrata* Merr.、钝叶黑面神 *Breynia retusa* (Dunnst.) Alston 相混淆。

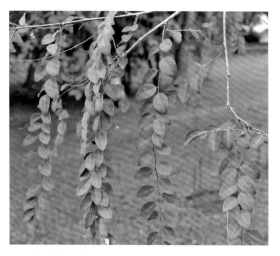

▲ 喙果黑面神

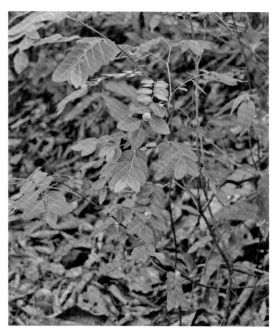

▲ 钝叶黑面神

【物种鉴定DSS候选标记】

| DSS序列 | 起始位置 | GC含量 |
| --- | --- | --- |
| GTAGTTTTTCCATCTATTTTGATATGGAAAATCAAGTTTT | 58583−58622 | 25 |
| CATTTCTCCCCACACTTTATCCCCCCTTTTTTTTCAAAGA | 16458−16497 | 40 |
| GAACTATATATTGTAGATTAAAAAGTAGATTAAAAAAATT | 113175−113214 | 15 |
| TGTTGAAGCAATTTTTAAAGCACAAGCTGAAACAGGTGAA | 56757−56796 | 35 |
| TTTAAATAAATTTAAATTGAAAGTGGGAATATCTAAGAGG | 48840−48879 | 22.5 |
| GTGGTGGTTATGGGCGAATGACGGGAATTGAACCCGCGCG | 155663−155702 | 60 |
| ACTCCGTTTGATTACTTGATCATATTATCATCCTATTTTT | 69169−69208 | 27.5 |
| TTCTTCTTTCTTATAACTTTATAAAGTATATCGAGGAACA | 64843−64882 | 25 |
| TCTTACTGCCGTATTTATGTTAATGCATTTTTTAATGATA | 77168−77207 | 25 |
| CTCTTTCGATACATAATCGAATTAAAAAAAAATTATATCGA | 71452−71491 | 22.5 |
| ATCCTATTTTTTCGTATTAATTTTTAATTTCTATTCTACC | 69198−69237 | 20 |
| TATTGGTACTAGTAAAGTAGGGTTAACCTCTGCAATACGA | 45159−45198 | 37.5 |
| TTTTATAAAAAAAAAAATAAAATTCTATAGTTTTTAACAAA | 113463−113502 | 7.5 |

续　表

| DSS序列 | 起始位置 | GC含量 |
| --- | --- | --- |
| TCTTTACTTTTTTTTTTTCAAACAAAAAAAAATAGGGAGTT | 81084−81123 | 20 |
| TCAAGGAAACGAAAGAATCGGTTACATTTTTCATATGATC | 13010−13049 | 32.5 |
| CATAAAATGTTTTTTTATAAAAAAAAAAATAAAATTCTATA | 113451−113490 | 7.5 |
| AAACTCTTTCTTTACTTTTTTTTTTTCAAACAAAAAAAAT | 81076−81115 | 15 |
| AGAAAATCATTAAAAAGATTTAATTGAAAAAAAAAAAAAA | 6501−6540 | 10 |
| TGACTTTGGCACTGGATGTTCCCCCCCCCAAAAAAAGGGGT | 145734−145773 | 52.5 |

# 十三画

## 102. 榄仁

【科属】使君子科,诃子属。

【拉丁学名】*Terminalia catappa* L.。

【别名】大叶榄仁树、凉扇树、琵琶树、山枇杷树、法国枇杷。

【哈尼族名称】克素傲。

【药用部位】枝叶。

【功能主治】清热解毒。用于咽喉肿痛、痢疾、肿毒。

【哈尼族用药经验】凉,苦、涩。有小毒。内服:煎汤,3～10 g。

【使用注意】小剂量用药。中毒时常出现便秘。发现中毒时,多饮水,多运动。

【易混淆中草药】该品种在植物形态上容易与柳叶榄仁 *Terminalia arjuna* (Roxb. ex DC.) Wight & Arn.、千果榄仁 *Terminalia myriocarpa* Vaniot Huerck et Muell.-Arg. 相混淆。

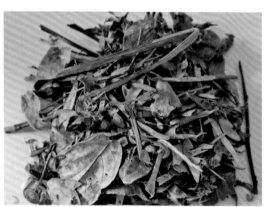

▲ 榄仁药材

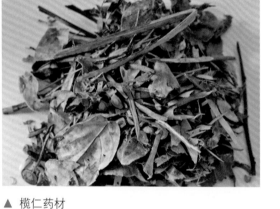

▲ 柳叶榄仁

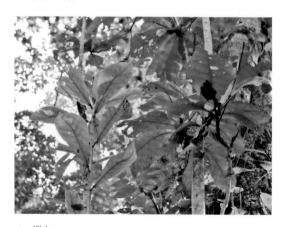

▲ 榄仁

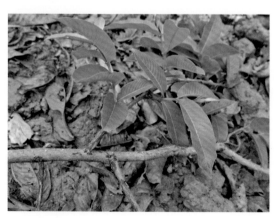

▲ 千果榄仁

【物种鉴定DSS候选标记】

| DSS序列 | 起始位置 | GC含量 |
|---|---|---|
| TCCATTCCAATTCCAAGATCTCACGATATATCAATATCGA | 98689-98728 | 35 |
| GATGGACCAAGAAGAGTAAGTTGATGGACCAAGAAGAGTA | 35412-35451 | 42.5 |
| TTTATTGGAATCTCTACCTCAATTCATATTCATAGCAGTA | 15440-15479 | 30 |
| CAAATCCGATAAGGGGCTCTTTTTTTTTTCATGAAACTCTA | 34381-34420 | 35 |
| ATAAAATAAATAATTTTAAAATAATATAGAAAATTAAAAA | 39611-39650 | 2.5 |
| CCGAAGGGGGACGAAACAGGGATTCACCGAAGAAGATCCT | 114882-114921 | 55 |
| TGGCTTTTTCGTCCATTTTTTATAATAAAAAAAACCATTT | 75680-75719 | 22.5 |
| ATTTTTACTTAAGTGAAACTTAAGAGACAATAAAAAAAAA | 120327-120366 | 17.5 |
| AATCTTAATTAATATTAACTATTATTAATAATAGCTATGG | 50076-50115 | 15 |
| GATTGAATTATGATCAAAAGAGGAAAAAGAGTCGAATAAT | 48396-48435 | 27.5 |
| AATAAAAGGCTTGCTCAGGAAGACTATCTAATTCTCCAGA | 56730-56769 | 37.5 |
| CTTATTGGAAGAAAATAAGTTTCTTGAATCTAGAATTCTA | 84216-84255 | 25 |
| ATCTTACCTTAGGCAAGTCGCATATTATGTACTTAACTTA | 30873-30912 | 32.5 |
| ACTTAAGAGACAATAAAAAAAAAAAGAAAAAATGAAATTC | 120344-120383 | 17.5 |
| ATAAAATAAATAAGAAATAGAATATATAATAAATAAAGA | 118725-118764 | 7.5 |
| AATTAATTTTTATGACATATTGAATAATTAATATTCATTA | 65111-65150 | 10 |
| AAATTTTTTTTGATCCTTCCACGATAGGAGCCATTCAAA | 132885-132924 | 32.5 |
| ATATGAAAAGAAAATTTCTAAGAAAATAGAATTCGAAAGG | 69430-69469 | 22.5 |
| TTGATTTGACCCCATAAGCGGAACCACCACCCCATAGCAT | 153348-153387 | 50 |

# 103. 滇白珠

【科属】杜鹃花科,白珠树属。

【拉丁学名】*Gaultheria leucocarpa* var. *crenulata* (Kurz) T. Z. Hsu.。

【别名】满山香、老鸦泡、透骨草。

【哈尼族名称】阿泽泽聂。

【药用部位】全草。

【功能主治】祛风除湿,解毒止痛。用于风湿关节痛;外用治疮疡肿毒。

【哈尼族用药经验】温,辛、苦。归肝、肾经。有毒。内服:10～15 g,水煎。外用:适量,煎汤熏洗患处。

【使用注意】小剂量用药。注意采集根部,其他部分毒性相对大。中毒时会导致腹痛、恶心、呕吐。出现中毒症状时立即停止用药,多饮水促排泄。

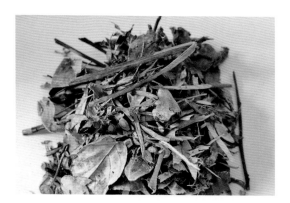

▲ 滇白珠药材

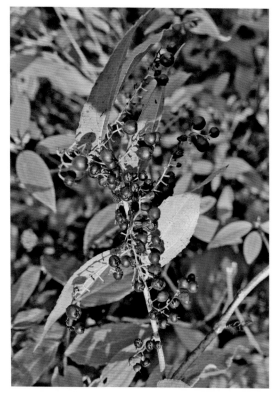

▲ 滇白珠

【易混淆中草药】该品种在植物形态上容易与芳香白珠 *Gaultheria fragrantissima* Wall.、地檀香 *Gaultheria forrestii* Diels 相混淆。

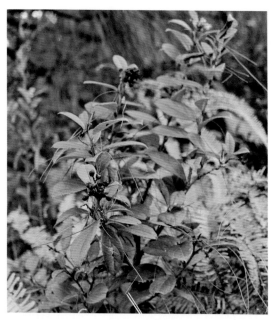

▲ 芳香白珠

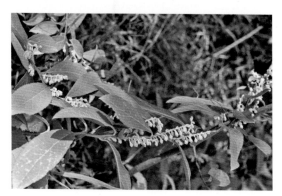

▲ 地檀香

## 104. 滇重楼

【科属】延龄草科,重楼属。

【拉丁学名】*Paris polyphylla* var. *yunnanensis* (Franch.) Hand.－Mzt.。

【别名】独脚莲、七叶一枝花、草河车。

【哈尼族名称】期然古烤、腰猫别库。

【药用部位】根茎。

【功能主治】清热解毒,消肿止痛,凉肝定惊。用于痈肿、咽喉肿痛、毒蛇咬伤、跌打伤痛、惊风

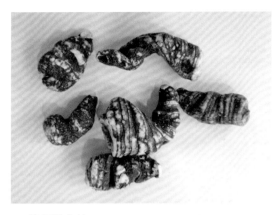

▲ 滇重楼药材

抽搐等。

【哈尼族用药经验】微寒，苦。归肝经。有小毒。内服：5～15 g，水煎服。

【使用注意】小剂量用药。中毒时有恶心、呕吐、头痛等症状，严重者引起痉挛。发现中毒时及时就医，洗胃，导泻，内服稀醋酸，如痉挛则用解痉剂等，对症治疗。

【易混淆中草药】该品种在植物形态上容易与宽瓣重楼 *Paris polyphylla* var. *yunnanensis* (Franch.) Hand.-Mazz. 相混淆。

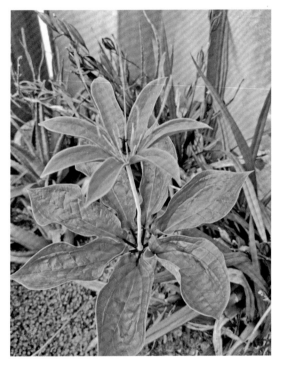

▲ 滇重楼

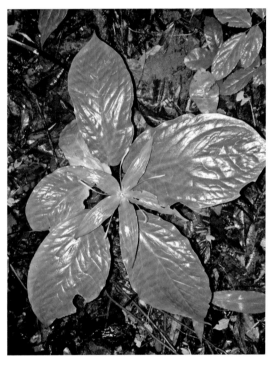

▲ 宽瓣重楼

# 105. 滇黄精

【科属】百合科，黄精属。

【拉丁学名】*Polygonatum kingianum* Collett & Hemsl.。

【别名】马尾根。

【哈尼族名称】贺脖、胡部达尼。

【药用部位】根茎。

【功能主治】养阴润肺，补脾益气，滋肾填精。用于阴虚劳嗽、燥咳。

【哈尼族用药经验】平，甘。归脾、肺、肾经。有毒。

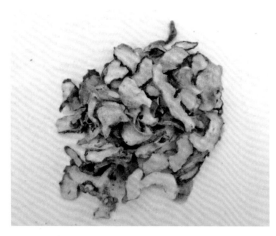

▲ 滇黄精药材

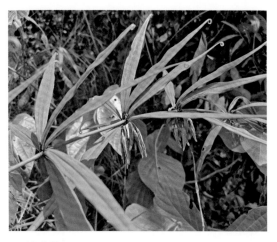

▲ 滇黄精

用于益气养血、延年益寿：黄精瘦肉粥。原材料：黄精60 g，猪瘦肉60 g，大米100 g，葱、生姜、食盐各适量。做法：将猪瘦肉洗净，切成小粒，备用。将黄精先煎，去渣取清汁。加入大

米、猪瘦肉粒、葱、生姜，用文火煮成稀粥，熟时调入食盐即可。

【使用注意】小剂量用药。九蒸九晒炮制，水煎时间超过1.5 h。中毒时出现口舌麻木。发现中毒应立即停止用药，多喝水，症状严重时及时就医。

【易混淆中草药】该品种在植物形态上容易与长叶竹根七 *Disporopsis longifolia* Craib 相混淆。

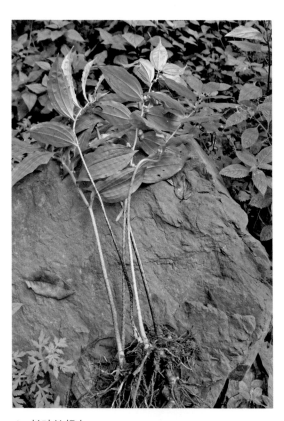

▲ 长叶竹根七

# 106. 滇魔芋

【科属】天南星科，魔芋属。

【拉丁学名】*Amorphophallus yunnanensis* Engl.。

【别名】长柱魔芋。

【哈尼族名称】哈自咱猫。

【药用部位】块茎。

【功能主治】活血化瘀，解毒消肿，宽肠通便，化痰软坚。用于瘰疬痰核、损伤瘀肿、便秘腹痛、咽喉肿痛、牙龈肿痛等症。现代医学研究结果表明还可用于高血压、高血糖。

【哈尼族用药经验】寒，辛。归胃、肺经。有毒。

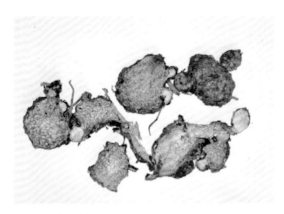

▲ 滇魔芋药材

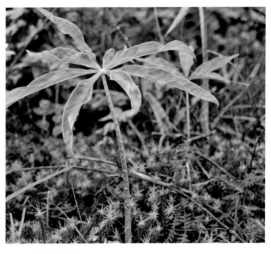

▲ 一把伞南星

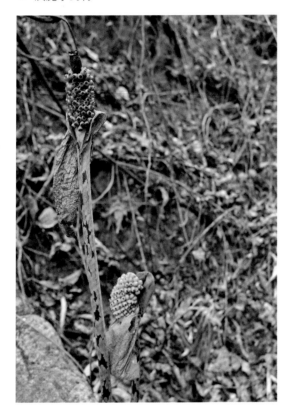

▲ 滇魔芋

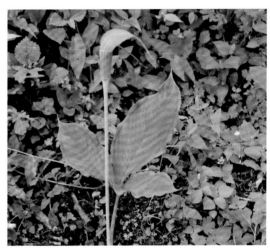

▲ 山珠南星

【使用注意】加白矾浸泡炮制。皮肤病患者
慎用。

【易混淆中草药】该品种在植物形态上容易与一
把伞南星 Arisaema erubescens (Wall.) Schott、疣
柄魔芋 Amorphophallus paeoniifolius (Dennstedt)
Nicolson、山珠南星 Arisaema yunnanense Buchet
相混淆。

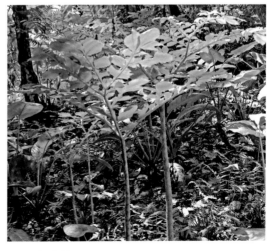

▲ 疣柄魔芋

# 十六画

## 107. 篦齿苏铁

【科属】苏铁科,苏铁属。

【拉丁学名】*Cycas pectinata* Buchanan-Hamilton。

【别名】铁树、凤尾铁、凤尾蕉、凤尾松、龙尾苏铁、刺叶苏铁。

【哈尼族名称】梭许。

【药用部位】根、枝叶、花、种子。

【功能主治】叶:收敛止血,解毒止痛。花:理气止痛,益肾固精。根:祛风活络,补肾,近年来发现有抗癌作用。种子:平肝,除痰止嗽,益气润颜,临床研究结果表明还具有降血压作用。

【哈尼族用药经验】平,甘、淡。归肾经。有毒。叶、花:用量30～60 g。种子、根:用量10～15 g。

【使用注意】小剂量用药。中毒时有无汗、呕

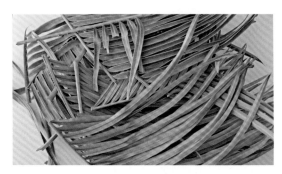

▲ 篦齿苏铁药材

吐、失去知觉等症状,严重时可致死亡。发现中毒时,即刻停止用药,催吐,严重时及时就医。

【易混淆中草药】该品种在植物形态上容易与滇南苏铁 *Cycas diannanensis* Z. T. Guan & G. D. Tao、葫芦苏铁 *Cycas changjiangensis* N. Liu、仙湖苏铁 *Cycas fairylakea* D.Yue Wang、石山苏铁 *Cycas miquelii* O. Warburg、叉孢苏铁 *Cycas segmentifida* D. Y. Wang & C. Y. Deng、叉叶苏铁 *Cycas bifida* (Dyer) K. D. Hill、灰干苏铁 *Cycas hongheensis* S. Y. Yang & S. L. Yang ex D. Y. Wang、云南苏铁 *Cycas siamensis* Miq.、四川苏铁 *Cycas szechuanensis* Cheng et L. K. Hu、贵州苏铁 *Cycas guizhouensis* K. M. Lan & R. F. Zou、贵州滇苏铁 *Cycas taiwaniana* Carruth.、单羽苏铁 *Cycas simplicipinna* (Smitinand) K. D. Hill、元江苏铁 *Cycas parvula* S. L.Yang ex D. Yue Wang、刺叶苏铁 *Cycas rumphii* Miq.、宽叶苏铁 *Cycas balansae* Warb.、腰街苏铁 *Cycas chenii* X. Gong & Wei Zhou、海南苏铁 *Cycas hainanensis* C. J. Chen、攀枝花苏铁 *Cycas panzhihuaensis* L. Zhou & S. Y. Yang、鳞纰泽苏铁 *Zamia furfuracea* Ait. 相混淆。

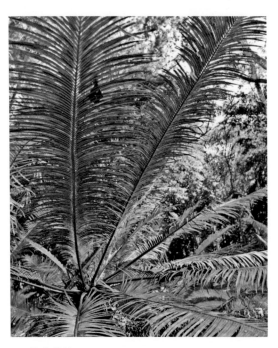

▲ 篦齿苏铁

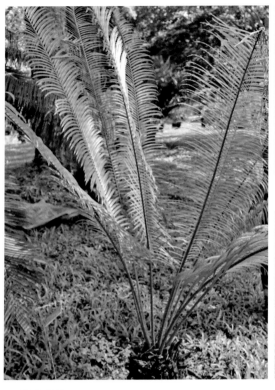

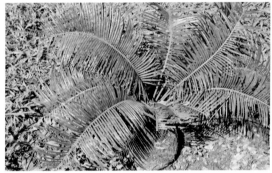

▲ 葫芦苏铁

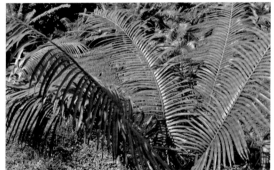

▲ 滇南苏铁

▲ 石山苏铁

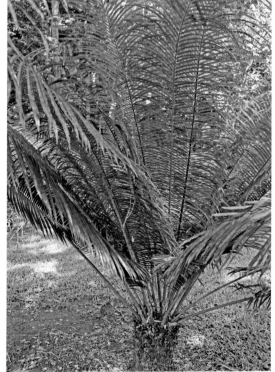

▲ 叉孢苏铁

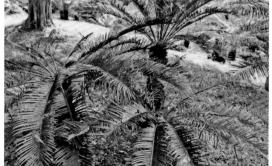

▲ 仙湖苏铁

▲ 灰干苏铁

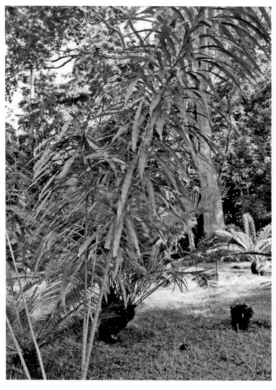

▲ 叉叶苏铁

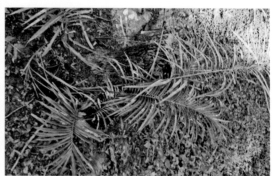

▲ 云南苏铁

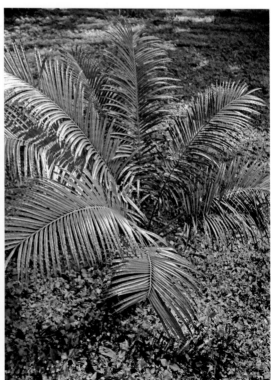

▲ 贵州苏铁

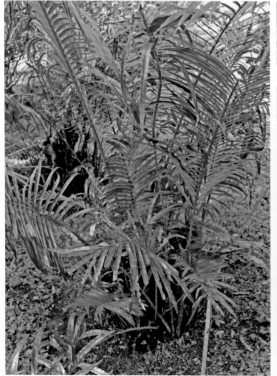

▲ 四川苏铁

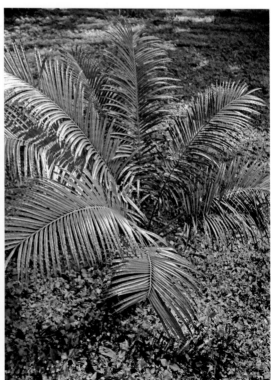

▲ 贵州滇苏铁

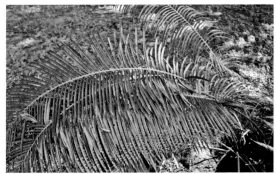

▲ 单羽苏铁

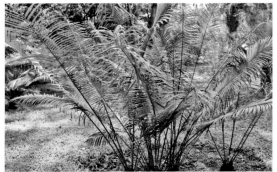

▲ 刺叶苏铁

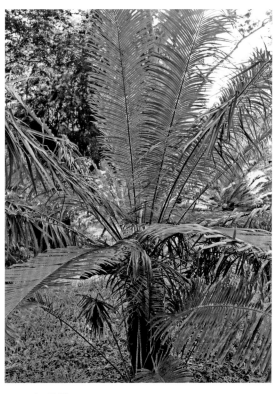

▲ 元江苏铁

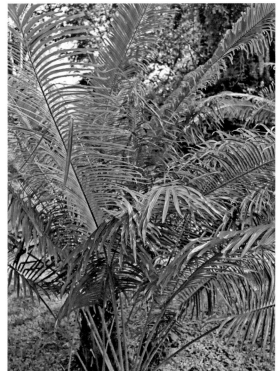

▲ 宽叶苏铁

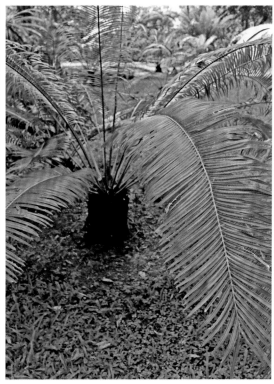

▲ 腰街苏铁

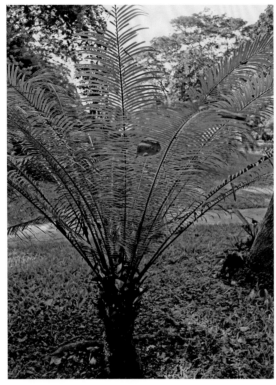

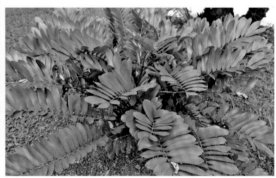

▲ 攀枝花苏铁

▲ 海南苏铁

▲ 鳞纰泽苏铁

# 108. 翼齿六棱菊

【科属】菊科,六棱菊属。

【拉丁学名】*Laggera pterodonta* (DC.) Benth.。

【别名】臭灵丹。

【哈尼族名称】哈奥帕翠、哦么。

【药用部位】全草。

【功能主治】散瘀消肿,通经活络,祛风利湿,拔毒止痛、止血。用于乳蛾、咽喉痛、口腔破溃、咳嗽痰喘、疟疾、疮痈肿毒、毒蛇咬伤、跌打损伤。

【哈尼族用药经验】凉,辛、苦。归肺经。有小毒。内服:15～25 g,煮水。外用:适量,鲜全草捣烂敷患处;或水煎浓汁洗患处。

【使用注意】小剂量用药。孕妇忌用。中毒时,出现恶心呕吐等症状。发现中毒时即刻停止用药。

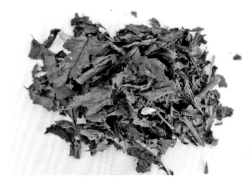

▲ 翼齿六棱菊药材

【易混淆中草药】该品种在植物形态上容易与六棱菊 *Laggera alata* (D. Don) Sch.-Bip. ex Oliv. 相混淆。

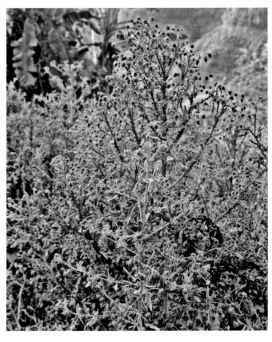

▲ 翼齿六棱菊

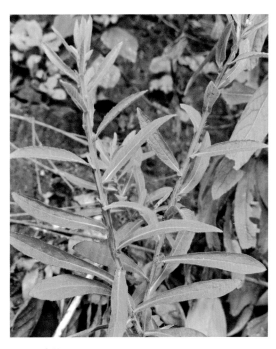

▲ 六棱菊

【物种鉴定DSS候选标记】

| DSS序列 | 起始位置 | GC含量 |
|---|---|---|
| TATTGAATCCATATAAAAAAATTTCGATTCCTTGCCTCTT | 4956-4995 | 27.5 |
| TATTACAGACGTATCAGAACGTTTTTTTAGAGTTATTACG | 63597-63636 | 30 |
| TACATATTGAAATTTTTCATATTTTTGAAACCGGAGATTA | 7006-7045 | 22.5 |
| AGAATCCTATTTTTAGTACATAGCGTTTTATTTTATTTTT | 50467-50506 | 20 |
| ATCTCTTTTCCGTCGATACGTCCCGCAATTTGCACTTGAA | 82932-82971 | 45 |
| AATAATTCATGAAATTGATTATAATATTCCCGCAATTGTA | 65034-65073 | 22.5 |
| GTAATAAATAAGCAAAATTTTCATTTTTATCTATTTTAGA | 197-236 | 15 |
| ATCAAAGACAAATAGGAGAAAACCCTTTTTCCAGACAGGA | 46903-46942 | 37.5 |
| TGTATATAAAGTAAGAAAAATTTCTTGGATTAAAAAAAGT | 27518-27557 | 17.5 |
| TTTCTCAATTTCATAATCCAAATTTTCAGTTTTTAATTGA | 30841-30880 | 20 |
| TGTTTTGAGCAAACAAGTCATTAGTTTATCAGAATCCAAG | 58647-58686 | 32.5 |
| TCGTATTCAAATCATTCAAAATTGATTTTTTGATATCGAA | 29891-29930 | 22.5 |
| AACAAGGTATTATAGTACAAGCCGAATAGATACCTCGGAT | 3702-3741 | 37.5 |
| GTACTAAGTACTCTATGGTTCGCTTCGTTGGCAGGTTTAT | 67100-67139 | 42.5 |
| TTTTTTAGCTTTTCATTATTTAATTATTTATTATATTATT | 2027-2066 | 7.5 |
| TCGGTGGAGGAACTTTAGGGCACCCTTGGGGGAATGCGCC | 56373-56412 | 62.5 |
| ACCATAGACCTCTTTTAAGGATTCCAATCTAGAAAAAGAA | 120839-120878 | 32.5 |
| TTGGGTGGTCATGACAATTCCAGTAATGTTGATCTTTTTT | 57328-57367 | 35 |
| ACCAATAAACCACAATTTCAAGAAATAATATCTTCTACCA | 29704-29743 | 27.5 |

# 十八画

## 109. 藜

【科属】藜科,藜属。

【拉丁学名】*Chenopodium album* L.。

【别名】莱、厘、蔓华、蒙华、鹤顶草。

【哈尼族名称】傲和和聂。

【药用部位】全草。

【功能主治】清热祛湿,解毒消肿,杀虫止痒。用于发热、咳嗽、痢疾、腹泻、腹痛、疝气、龋齿痛、湿疹、疥癣、白癜风、疮疡肿痛、毒蛇咬伤。

【哈尼族用药经验】平,甘。归肺、肝经。微毒。

内服:煎汤,9～30 g。外用:适量,煎水漱口或熏洗;或捣涂。

【使用注意】小剂量用药。中毒时容易引发心律不齐。发现中毒时,应及时停止用药,严重时及时就医。

【易混淆中草药】该品种在植物形态上容易与土荆芥 *Chenopodium ambrosioides* L.、尼泊尔酸模 *Rumex nepalensis* Spreng.、刺酸模 *Rumex maritimus* L.相混淆。

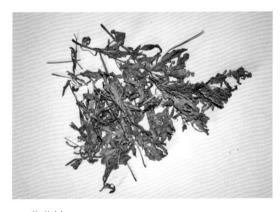

▲ 藜药材

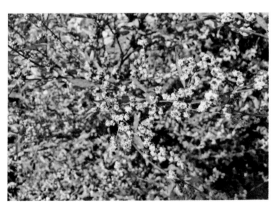

▲ 藜

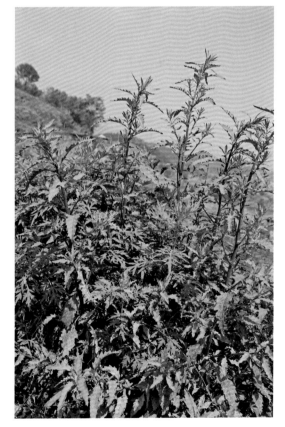

▲ 土荆芥

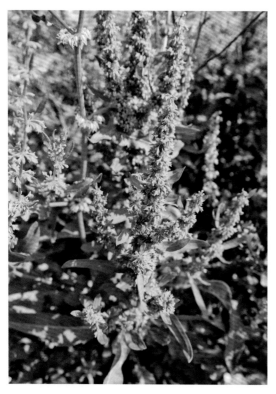

▲ 尼泊尔酸模

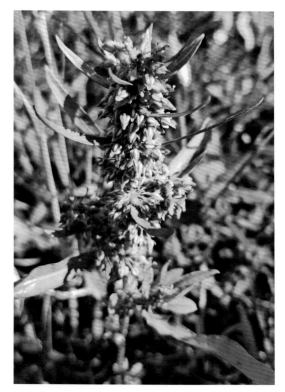

▲ 刺酸模

## 【物种鉴定DSS候选标记】

| DSS序列 | 起始位置 | GC含量 |
| --- | --- | --- |
| GTGGATCTTACTTTTTTTTACATTTTTTCGTATATATATT | 106513－106552 | 20 |
| AAAAATATATATACGAAAAAATGTAAAAAAAAGTAAGATC | 129289－129328 | 15 |
| AATATGCTGGTGGCTTTTGAATACTATATTGAAAAAAAAA | 129254－129293 | 25 |
| GGAATTGAACCCGCGCATGGTGGATTCACGCGAACGACGG | 152178－152217 | 60 |
| CATGGTGGATTCACGCGAACGACGGGAATTGAACCCGCGC | 152193－152232 | 60 |
| CGCATGGTGGATTCACGCGAACGACGGGAATTGAACCCGC | 152191－152230 | 60 |
| AATTGAACCCGCGCATGGTGGATTCACGCGAACGACGGGA | 152180－152219 | 57.5 |
| CGCGAACGACGGGAATTGAACCCGCGCATGGTGGATTCAC | 152206－152245 | 60 |
| CTTACTTTTTTTTACATTTTTTCGTATATATATTTTTTTT | 106519－106558 | 12.5 |
| GGGAATTGAACCCGCGCATGGTGGATTCACGCGAACGACG | 152177－152216 | 60 |
| GATCTTACTTTTTTTTTACATTTTTTCGTATATATATTTTT | 106516－106555 | 15 |
| AAAAAATATATATACGAAAAAATGTAAAAAAAAGTAAGAT | 129288－129327 | 12.5 |

续 表

| DSS序列 | 起始位置 | GC含量 |
|---|---|---|
| GCGAACGACGGGAATTGAACCCGCGCATGGTGGATTCACG | 152168-152207 | 60 |
| GAATTGAACCCGCGCATGGTGGATTCACGCGAACGACGGG | 152179-152218 | 60 |
| AACGACGGGAATTGAACCCGCGCATGGTGGATTCACGCGA | 152171-152210 | 57.5 |
| AAAAAAATATATATACGAAAAAATGTAAAAAAAAGTAAGA | 129287-129326 | 12.5 |
| ACGCGAACGACGGGAATTGAACCCGCGCATGGTGGATTCA | 152205-152244 | 57.5 |
| AAAAAAAATATATATACGAAAAAATGTAAAAAAAAGTAAG | 129286-129325 | 12.5 |
| GAACCCGCGCATGGTGGATTCACGCGAACGACGGGAATTG | 152184-152223 | 60 |

# 110. 鹰爪花

【科属】番荔枝科,鹰爪花属。

【拉丁学名】*Artabotrys hexapetalus* (L. f.) Bhandari.。

【别名】鹰爪、五爪兰、鹰爪兰。

【哈尼族名称】好在阿耶。

【药用部位】枝叶、根。

【功能主治】截疟。用于疟疾。

【哈尼族用药经验】寒,苦。归肝、脾经。有毒。
内服:煎汤,10～25 g,疟疾发病前2 h服用。

【使用注意】小剂量用药。中毒时出现上吐下
泻等症状。发现中毒时应停止用药,症状严重
时及时就医。

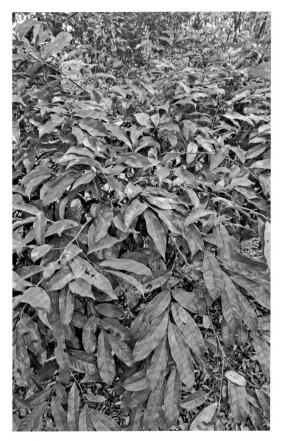

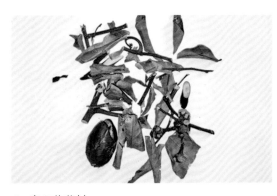

▲ 鹰爪花药材

▲ 鹰爪花

【易混淆中草药】该品种在植物形态上容易与香港鹰爪花*Artabotrys hongkongensis* Hance、假鹰爪*Desmos chinensis* Lour.、毛叶假鹰爪*Desmos dumosus* (Roxb.) Saff.、海滨紫玉盘*Uvaria littoralis* Blume、金钩花*Pseuduvaria trimera* (Craib) Y. C. F. Su & R. M. K. Saunders、石山银钩花*Mitrephora calcarea* Diels ex Weeras. & R. M. K. Saunders相混淆。

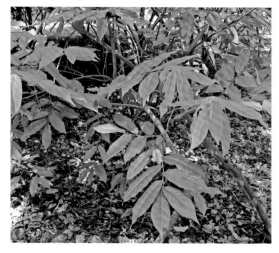

▲ 毛叶假鹰爪

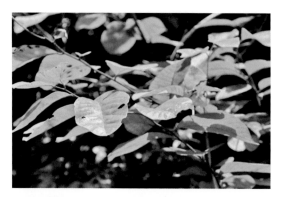

▲ 香港鹰爪花

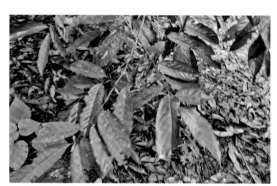

▲ 金钩花

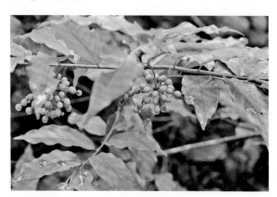

▲ 假鹰爪

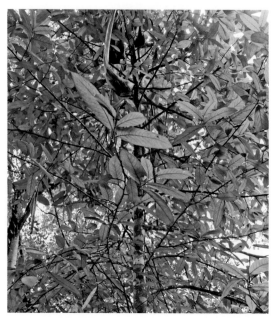

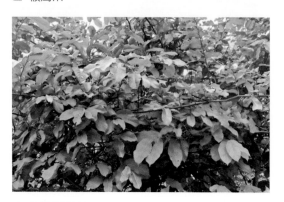

▲ 海滨紫玉盘

▲ 石山银钩花

【物种鉴定DSS候选标记】

| DSS序列 | 起始位置 | GC含量 |
|---|---|---|
| ATTCTTAGTATTAATTACTAAGAAAGGTAAATTTCTATTA | 133849-133888 | 17.5 |
| CATCATCATCGGGCGAAGTGAAATGGATAAAGAATAACAA | 76543-76582 | 37.5 |
| CATCGGAGCAAAGGATCTGTTTTGTTATTTCCACGAATAT | 69293-69332 | 37.5 |
| CCAAAACTGGCTGTTACTCCGCCGGTTGTAGGTGTTGTAA | 59597-59636 | 50 |
| TCAAAAAAAAAGGGTATAAAACAAGAATAGGCGGAAATCA | 63813-63852 | 30 |
| AGCCCAAGTGTTAAAGTTAATTGATGAGATTGATATTTCA | 58967-59006 | 30 |
| TATTTACACATAGATATATATATGTACATATAGTGTATAT | 34485-34524 | 17.5 |
| ACGAGCCCCTATTTACACATAGATATATATATGTACATAT | 34476-34515 | 30 |
| AGTGAAACAATTCAGTGCATTTCTATTTATCAAATATAAA | 34385-34424 | 22.5 |
| AAATACCGATTCACATTGATATACATGAAAATTATACATG | 2909-2948 | 25 |
| ACCCTACCCTCTTTGTCTAATTCGGTCGAAGGGTAGGGTC | 69421-69460 | 52.5 |
| TTGCGAAGAAGACTGTTCGACCCCCCAATTTTAAATCCAA | 68532-68571 | 42.5 |
| GAAGCTAAAAATCAAAAAGAATCTTCATTTCCAAAATTAT | 30812-30851 | 22.5 |
| CGGGAATTGAACCCGCGCATGACTAGAATAGGCGAACGAC | 178477-178516 | 55 |
| GAATCGATGATTCAAAAAAGAAAATTAGTCCTTAATAAAA | 133112-133151 | 22.5 |
| TTCGAATCTTTAAGATTTATAAATATAAGTTTAGGAATCA | 6472-6511 | 20 |
| ATTCAATGAAATTTATTGGATCTATGTCAGGTTGGTCCAT | 34287-34326 | 32.5 |
| TTTTATCTTTCTCTTTCTTGGGAAGTCTATAAGTTATACG | 86272-86311 | 30 |
| TCGTTTTTACAAAGAAAAAAAAGGGAGGAAGACTAGAAT | 178427-178466 | 30 |

# 参考文献

［1］ 李可,吴笛,孙越臣,等.基于关联规则分析苗医治疗风湿病方的用药规律［J］.成都中医药大学学报, 2017,40(3):7-9,107.

［2］ 南京中医药大学.中药大辞典［M］.2版.上海:上海科学技术出版社,2006.

［3］ 丁骁,王磊,欧阳明安.藤黄科植物化学成分的研究概况［J］.化学工程与装备,2009(1):114-117.

［4］ 段宝忠,罗丹丹,柳波,等.傣医学药用豆科植物药材品种整理与标准现状分析［J］.中药新药与临床药 理,2018,29(6):822-831.

［5］ 李桂兰,贺智勇,薛雨晨,等.闪式提取法用于大蝎子草总黄酮的工艺条件研究［J］.中成药,2015,37 (7):1603.

［6］ 国家药典委员会.中华人民共和国药典2015年版:一部［M］.北京:中国医药科技出版社,2015.

［7］ 彭玉琳,周永强,赵春丽,等.山鸡椒化学成分及药理作用的研究进展［J］.科学技术创新,2020(25): 25-27.

［8］ 林智宇,韩杰,任国武,等.千斤拔有效成分调控膝骨关节炎进展的相关信号通路［J］.中国组织工程研 究,2022,26(36):5889-5896.

［9］ 郑元青,何凤艳,张鹏,等.大叶千斤拔的质量标准研究［J］.中南药学,2021,19(7):1425-1429.

［10］ 刘毅.中草药与临床［M］.昆明:云南科技出版社,2007.

［11］ 郝倩,曾会明,张振文,等.木薯叶提取液制备及其对甲鱼生长的影响［J］.热带作物学报,2013,34(8): 1598-1602.

［12］ 王国强.全国中草药汇编［M］.3版.北京:人民卫生出版社,2014.

［13］ 云南省药物研究所.云南药用植物名录［M］.昆明:云南省药物研究所,1975.

［14］ 江苏省植物研究所,中国医学科学院药物研究所,中国科学院昆明植物研究所.新华本草纲要［M］.上 海:上海科学技术出版社,1988.

［15］ 中国科学院《中国植物志》编辑委员会.中国植物志［M］.北京:科学出版社,2004.

［16］ 连文琰.中国决明属药用植物简报［J］.中草药,1986,17(7):27-30.

［17］ 石坚宏,姬丽婷,骆启晗,等.石菖蒲化学成分、药理作用及质量标志物预测分析研究进展［J］.中成药, 2021,43(5):1286-1290.

［18］ 龚星军,温晓,魏媛媛,等.土家药白头婆成分及含量研究［J］.中国民族医药杂志,2017,3(3):31-33.

［19］ 陈建胜,相鲁闽.白花丹治跌打损伤［J］.中国民间疗法,2008(1):59.

［20］ 张晓南.《滇南本草》的整理研究野烟和黄藁本的生药学研究［D］.成都:成都中医药大学,2009.

［21］ 中国药材公司.中国中药资源志要［M］.北京:科学出版社,1994.

［22］ 叶晴,陈金鹏,凌悦,等.朱砂根化学成分和药理作用的研究进展［J］.中草药,2022,53(9):2851-2860.

［23］ 龙柏.脉药联珠药性食物考［M］.苏颖等,校注.北京:中国中医药出版社,2016.

［24］ 云南省食品药品监督管理局.云南省中药材标准(第3册:傣族药)［M］.昆明:云南科技出版社,2005.

［25］ 胡琳,陈娜娜,贺正山.闭鞘姜化学成分及药理作用研究进展［J］云南民族大学学报:自然科学版, 2014,23(1):18-23.

［26］ 国家药典委员会.中华人民共和国药典 2020年版:一部［S］.北京:中国医药科技出版社,2020.

［27］ 崔鸿宾,胡嘉琪.国产爵床科山牵牛属6种、叉柱花属和老鼠簕属各1种植物的花粉形态［J］.植物分类学报,2005(2):116-122.

［28］ 国家药典委员会.中华人民共和国药典 2000年版:一部［S］.北京:化学工业出版社,2000.

［29］ 刘影哲,曹钰昉,张洋,等.苏木临床应用现状［J］.辽宁中医药大学学报,2021,23(10):10-14.

［30］ 邓成杰,刘爽,徐晓云,等.苏木化学成分及药理作用的研究进展［J］.中国现代中药,2020,22(5):810-826.

［31］ 黄艳,武旭,文建文,等.粗齿冷水花的化学成分研究［J］.中草药,2016,4(18):3159-3163.

［32］ 周劲松,赵东兴,李涛,等.橡胶林下南板蓝栽培技术［J］.南方农业,2016(4):26-27,34.

［33］ 张丹,董一珠,吕锦涛,等.基于网络药理学与分子对接方法探讨昆明山海棠的毒性机制［J］.北京中医药大学学报,2019,42(12):1006-1015.

［34］ Editorial Board of Flora of China, Chinese Academy of Sciences. Flora of China[M]. Beijing: Science Press, 1993.

［35］ 张龙剑锋.哈尼医药治疗骨伤疾病特色疗法的整理研究［D］.昆明:云南中医药大学,2020.

［36］ 高学敏.中药学［M］.北京:中国中医药出版社,2002.

［37］ 杜少严,王意浓,康皓博,等.栀子的药用与保健价值及其应用研究进展［J］.中国食物与营养,2020,26(8):60-63.

［38］ 松小扬.彝医"毒"理论及解毒方法整理研究［D］.昆明:云南中医药大学,2021.

［39］ 胡玉兰,张忠义,林敬明,等.中药砂仁的化学成分和药理活性研究进展［J］.中药材,2005,28(1):72-74.

［40］ 张绍云,陈麟峰,刘庆.思茅中药材资源与生产基地现状［J］.中国野生植物资源,2003(1):14-16.

［41］ 孙铭学,徐庆强,孟文琪,等.钩吻药理及毒理机制研究进展［J］.毒理学杂志,2020,34(4):336-341.

［42］ 云南省思茅地区文卫组.云南思茅中草药选［M］.普洱:云南省思茅地区文卫组,1971.

［43］ 唐辉,李锋,韦霄,等.美登木属药用植物研究进展［J］.湖北农业科学,2009,48(9):2275-2278.

［44］ 苏颂.本草图经［M］.合肥:安徽科学技术出版社,1994.

［45］ 国家药典委员会.中华人民共和国药典 2010年版:一部［S］.北京:中国医药科技出版社,2010.

［46］ 朱金莲,邓颖嘉,何燕珊,等.洋金花的化学成分、药理作用及临床应用研究进展［J］.中国实验方剂学杂志,2021,27(23):201-209.

［47］ 金文姗,经晶.HPLC法测定穿心莲及其提取物中穿心莲内酯的含量［J］.中国现代中药,2001(8):16-17.

［48］ 高学敏.中药学［M］.北京:中国中医药出版社,2007.

［49］ 中国科学院动物研究所生物多样性信息学研究组.物种2000中国节点［OL］.http://sp2000.org.cn/.

［50］ 国家中医药管理局《中华本草》编委会.中华本草［M］.上海:上海科学技术出版社,1999.

［51］ 中国科学院植物研究所.中国自然标本馆［OL］.https://www.cfh.ac.cn/.

［52］ 雷霄,徐朝晖,王源,等.海芋属植物化学成分及生物活性研究进展［J］.中国新药与临床杂志,2013,32(3):163-166.

［53］ 钟鸣,张宝璟,王超,等.排钱草药材质量评价方法的研究［J］.中成药,2016,38(1):130-133.

［54］ 范亚楚,郭中龙,信兰婷,等.排钱草化学成分的研究［J］.中成药,2017,39(6):1195-1198.

［55］ 朱大诚,况东,徐丽婷,等.黄药子药理作用及临床应用［J］.中国老年学杂志,2022,42(1):239-243.

［56］ 洪博,李文静,赵春杰.萝芙木中化学成分的研究［J］.药学学报,2012,47(6):764-768.

［57］ 徐晓俞,李爱萍,康智明,等.野豌豆属植物化学成分及其药理活性研究进展［J］.中国农学通报,2015,31(31):74-80.

［58］ 昆明植物研究所.中国植物物种信息数据库［DB］.http://db.kib.ac.cn/.

［59］ 师进霖.密蒙花的利用价值和栽培技术［J］.中国林副特产,2004(1):22-23.

［60］ 林竞成,郭光辉.速生多用树种越南安息香的引种环境与药用价值［J］.海峡药学,1998(1):48-49.

［61］ 侯建成,刘洋,魏雪苗,等.羟基喜树碱临床抗肿瘤作用研究进展［J］.吉林医药学院学报,2017,38(4):282-285.

［62］ 危英,杨小生,郝小江,等.紫茉莉根的化学成分［J］.中国中药杂志,2003,28(12):1151-1152.

［63］ 云南省药品检验所.云南民族药名录［M］.昆明:云南省药品检验所,1983.

［64］ 陶弘景.名医别录［M］.尚志军,辑校.北京:中国中医药出版社,2013.

［65］ 刘桂敏.魔芋的药用价值［J］.中草药,2004(8):135-136.

［66］ 刘同祥,王绍辉.苏铁资源利用研究进展［J］.中央民族大学学报(自然科学版),2016,25(1):49-54.

［67］ 覃迅云,罗金裕,高志刚.中国瑶药学［M］.北京:民族出版社,2002.

［68］ 陈藏器.《本草拾遗》辑释［M］.尚志钧,释.合肥:安徽科学技术出版社,2002.

［69］ 肖铭.云南中草药选［M］.福州:福建科学技术出版社,2005.

# 植物拉丁名索引